保険のエンドを極める

編著 牛窪敏博

専門医が贈る GPのための
ベーシックテクニック

クインテッセンス出版株式会社　2019

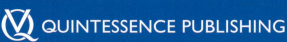

Berlin | Chicago | Tokyo
Barcelona | London | Milan | Paris | Prague | Seoul | Warsaw
Beijing | Istanbul | Sao Paulo | Sydney | Zagreb

クインテッセンス出版の書籍・雑誌は、
弊社Webサイトにてご購入いただけます。

PC・スマートフォンからのアクセスは…

| 歯学書 | 検索 |

弊社Webサイトはこちら

刊行にあたって

　根管治療は日々の臨床において頻度の高い処置内容であるにもかかわらず、「面倒な割に点数が低いから…」「しっかり治療すればするほど痛みを訴えられる！」「いくら一生懸命治療しても、どうせ上手くいかないし…」というような理由で、半ば諦めてしまっている臨床家もいるかもしれません。

　また、ラバーダム防湿について重要とは知っているけれど、「コストがかかる！」「患者さんに嫌われる！」「手間がかかる！」などの理由から、あるいは「やってもやらなくても結果は変わらない！」といった根拠の無い、自身に都合のよい言い訳まで、さまざまな理由で実践しない歯科医師も少なくないようです。これらの要因として、おそらく歯内療法そのものの成功率が低いことから、そこまで手間と時間をかけて治療をしても無駄と思い込んでいる場合が多いように考えます。

　さらに、根管治療におけるニッケルチタンファイルの使用は、治療の質を高めるとともに早期に治療を終えることができるなど、その効率化を図るために今や必要不可欠なものとなっています。ところがファイルそのもののコストと破折リスクから、臨床への導入に二の足を踏む歯科医師もおります。すると、旧態依然の方法である手用ファイルのみで根管形成を行う結果、ニッケルチタンファイルを使用した場合と比較して、明らかに治療回数が多くなっている可能性があります。治療回数の増加は、患者さんの負担を増やすとともに歯冠側からの漏洩リスクが高く成功率が下がるため、かえって信頼を失う結果を招きかねず、医院運営上もコストアップにつながります。すなわち、場合によっては間違ったところに時間とお金をかけている可能性があるのです。

　私たちの歯科臨床は科学に基づいて行われなければなりません。それゆえ、しっかりとしたバックグラウンドを備えて、いろいろな問題に対処していく必要があります。しかし、「ラバーダム防湿を行う」「マイクロスコープを使う」「ニッケルチタンファイルを使う」など、これらを行うには自費診療でないと採算が合わないとお考えの先生もいらっしゃるかもしれません。残念ながら混合診療が解禁されていない現状では、保険開設届を提出している医院である以上、根管治療に関しては基本的に保険の範囲内で行わなければなりません。今後も多くの先生が保険診療で根管治療を手掛けることと思われます。

　では、保険診療のなかで高い治療の質を維持しながら効率的に行うことは不可能かというとそんなことはなく、ルールを守り、無駄をなくし、採算性を考慮すれば必ず達成できます。もちろん使用可能な材料は限られますが、限られた環境のなかでも従来法と比べてより良い治療を提供することはできると考えます。そこで今回、専門医として日常臨床に取り組むなかで知り得た各種材料や器材、治療法の特性、治療上の限界などを、保険診療という条件のなかで "ここまでできる！" ということを示す必要があると考え、筆をとりました。一般開業歯科医が遭遇するようなベーシックな内容に絞り込み、押さえておくべきポイントやテクニックを写真やイラストを交えてビジュアルにわかりやすく提示しています。また、取り上げた16症例はすべて保険診療で行ったものであり、誰でも目にするようなケースを選びました。さらに巻末には、主に若手の先生方から寄せられた根管治療に関する質問にお答えしたQ&Aのコーナーも設けています。

　近年インプラントや器具の使い回しの問題でマスコミから矢面に立たされている歯科界ですが、保険診療のエンドでも "ここまでできる！" という真実を伝え、多くの患者さんの歯の保存に貢献することを願うとともに、読者の先生方の医院運営の効率化に、そして歯科界の将来を担う後進の育成のためにも、本書を役立てていただければと思います。本書を参考に、従来からの治療回数のかなり多い根管治療から脱却し、回数が少なく効率的で、かつ質の高い根管治療にチャレンジしてください。そして、ぜひ保険診療のエンドを、あなたの武器にしていただければ幸いです。

2018年11月　牛窪敏博

CONTENTS

Chapter 1 　保険診療におけるエンドの考え方　　9

1-1　保険診療におけるマネージメント　……………………… 10
　1）大切な事前準備と患者説明　～ラバーダム防湿は必須～／10
　2）1日に行う根管治療の回数に留意を／11

1-2　保険のエンドに必要な器材　……………………………… 16
　1）エンドキットの用意　～最低3セットは準備しよう～／16
　2）治療用器材選択のポイント／17
　3）診断時および治療時の術野拡大のために必要な機器・器材／18

1-3　エンドに必要な診査・診断　……………………………… 19
　1）歯髄炎と根尖性歯周炎の診断のポイント／19
　2）歯髄の診査／19
　3）根尖性歯周炎の診査／20

Chapter 2 　保険での抜髄処置　　21

2-1　保険で行う歯髄保存療法　………………………………… 22
　1）可逆性歯髄炎の条件／22
　2）間接覆髄／23
　3）直接覆髄／23
　　症例1　部分断髄：上顎中切歯（ $\underline{1}$ ）のう蝕治療／24

2-2　根管形成　…………………………………………………… 25
　1）根管形成の基本的な流れ／25
　2）前歯の根管形成の注意点／30
　（1）上顎前歯／30
　　症例2　上顎中切歯（ $\underline{1}$ ）の根管治療／30
　（2）下顎前歯／31
　　症例3　下顎中切歯（ $\overline{1}$ ）の根管治療／31

CONTENTS

　　　３）小臼歯の根管形成の注意点／32

　　　　（１）上顎小臼歯　〜２根か１根か確認を〜／32

　　　　　　症例４　上顎第一小臼歯（ ４ ）の根管治療／32

　　　　（２）下顎小臼歯／33

　　　　　　症例５　下顎第二小臼歯（ ５ ）の根管治療／33

　　　４）大臼歯の根管形成の注意点／34

　　　　（１）上顎大臼歯／34

　　　　　　症例６　上顎第一大臼歯（ ６ ）の根管治療（３根管）／36

　　　　　　症例７　上顎第一大臼歯（ ６ ）の再根管治療（４根管）／36

　　　　（２）下顎大臼歯／37

　　　　　　症例８　下顎第一大臼歯（ ６ ）の根管治療（２根管）／38

　　　　　　症例９　下顎第二大臼歯（ ７ ）の再根管治療（樋状根）／39

2-3　根管洗浄・根管貼薬 ･･･････････････････････････････ **40**

　　１）根管洗浄の手順と注意点／40

　　２）根管貼薬の手順／41

Chapter 3　根管充填と急患処置　　45

3-1　根管充填 ･･･ **46**

　　１）根管充填材（コアマテリアルとシーラー）の選択／46

　　２）根管充填の手順／47

　　　　症例10　側方加圧根管充填：上顎第二大臼歯（ ７ ）の再根管治療／49

3-2　歯髄炎および急性根尖性歯周炎での急患対応 ･･････････ **52**

Chapter 4 　保険での再根管治療 　53

4-1　再治療におけるクラウン・ポスト除去 …………………… 54
1）クラウン除去／54
2）ポスト除去／57

> 症例11　ポスト除去：下顎第一大臼歯（6）の再根管治療／60

4-2　再治療におけるガッタパーチャ除去 ………………… 62
1）歯冠部1/2の除去／62
2）根尖部1/2の除去／62

> 症例12　ガッタパーチャ除去：下顎第一大臼歯（6）の再根管治療／63

4-3　レッジへの対応 ……………………………………… 66
1）ブロックを起こした場合の対応／66
2）レッジへの対応／66

> 症例13　レッジ症例：下顎第一大臼歯（6）の再根管治療／68

Chapter 5 　偶発症への対応 　69

5-1　パーフォレーションへの対応 ………………………70
1）"非外科的"か"外科的"か対応を決定する／70
2）非外科的修復法の手順／70

> 症例14　穿孔修復症例：上顎第一大臼歯（6）の再根管治療／72

5-2　破折ファイル除去 ………………………………………73
1）"除去"か"除去の必要なし"かの2つに分けて考える／73
2）超音波チップを使用した破折ファイルの除去法／73

> 症例15　破折ファイル除去症例：下顎第一大臼歯（6）の再根管治療／75

5-3　開かない根管への対応 …………………………………76
1）開かない根管に対する治療手順／76

> 症例16　開かない根管症例：上顎第一大臼歯（6）の再根管治療／78

2）それでもうまく開かない場合の対処法／78

CONTENTS

 Appendix　エンドのそこが知りたいQ＆A 30 　　79

●参考文献 …………………………………………………………… 86

●索引 ……………………………………………………………… 90

専門医が教えるポイント

❶ スムーズで確実なラバーダム装着テクニック（⑥装着例）………… 12
❷ 失敗しない！　隔壁形成〜術野消毒の基本ステップ＆テクニック …… 14
❸ 失敗しない！　根管形成の基本ステップ＆テクニック …………… 28
❹ 確実にできる！　根管洗浄・根管貼薬の基本ステップ＆テクニック …… 42
❺ 失敗しない！　側方加圧根管充填の基本ステップ＆テクニック …… 50
❻ 失敗しない！　クラウン除去の基本ステップ＆テクニック ………… 56
❼ 失敗しない！　ポスト除去の基本ステップ＆テクニック …………… 58
❽ 失敗しない！　ガッタパーチャ除去の基本ステップ＆テクニック …… 64

失敗回避のABC

Ⓐ 根尖破壊をしないために …………………………………………… 39
Ⓑ オーバーフィリング（過剰根管充填）を避けるために ……………… 49
Ⓒ NSAIDsのみで疼痛管理できない場合の対応 ……………………… 52
Ⓓ 根管内にクラックを作らないために ………………………………… 57
Ⓔ レッジを生じさせないために ……………………………………… 68
Ⓕ パーフォレーションを防ぐために …………………………………… 72
Ⓖ ファイルの破折を防ぐために ……………………………………… 74

表紙デザイン：鮎川 廉（アユカワデザインアトリエ）

執筆者一覧

【編著者】（敬称略）

牛窪敏博　　大阪府大阪市：U'zデンタルクリニック

【著者】（五十音順・敬称略）

牛窪建介　　大阪府東大阪市：うしくぼ歯科

髙井駿佑　　大阪府豊中市：髙井歯科クリニック

峯田茉里　　大阪府東大阪市：うしくぼ歯科

矢野芳美　　大阪府大阪市：DUOデンタルクリニック

Chapter

1

保険診療における
エンドの考え方

1-1 保険診療におけるマネージメント

1-2 保険のエンドに必要な器材

1-3 エンドに必要な診査・診断

Chapter 1-1 保険診療におけるマネージメント

1 大切な事前準備と患者説明　〜ラバーダム防湿は必須〜

　保険診療における根管治療は不採算部門として思われ、手間とお金をかけないようにしようと考える歯科医師も少なくはない。しかしこのご時世、乱立する歯科医院のなかで勝ち残るためにも、そして何よりも自分に正直に生きていくためにも「少しの手間と時間とお金をかけてもバチは当たらない」と、筆者は考える。多くの歯科医師の先生にお伝えしたいのは、このような考え方を医院運営に取り入れていただきたいということである。

　患者の多くは、根管治療を「歯の神経治療」もしくは「歯の根っこの治療」としておおまかには知っているが、詳細は知らないと思われる。針のような器具で神経を取ると考えている患者がほとんどである。そのため、根管治療にまつわる前準備の意義は、ほとんど理解されていない。

　たとえば、ラバーダム防湿と隔壁形成である（☞12〜15頁「専門医が教えるポイント①、②」参照）。保険診療であってもラバーダム防湿は少なくとも実践していただきたい。治療が行いやすい点と成功率が明らかに上がることが挙げられる[1-13]。ただし、これらに関して"説明なし"に治療を始めれば、「こんなの我慢できない」とか「顎が痛い」などのクレームにつながる（図1-1-1）。また、治療時間とおおよその治療回数もきちんと伝えておくべきである。

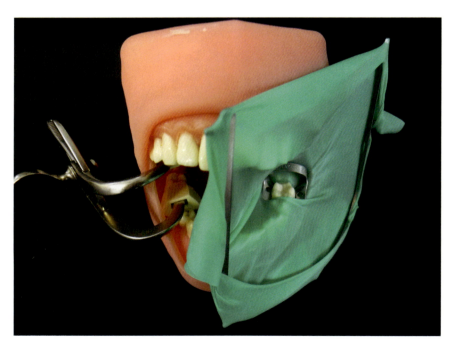

図1-1-1　ラバーダム防湿についての患者説明に使用する模型の例。ラバーダム防湿により、治療が行いやすくなることと、成功率が明らかに上がることを視覚的に説明できる。患者の治療に対する理解が深まり、より協力が得られやすくなる。

2　1日に行う根管治療の回数に留意を

　診療所の運営や方針により異なるが、たとえば大臼歯の根管治療の場合、できれば40～50分の予約が最低3回は必要である。初めのうちは、患者の状態や術者側の理由などにより治療回数も3～4回または4～5回になる場合もある。しかし、徐々にその回数を3回程度に納めるように努力していただきたい。治療回数が増えれば増えるほど、歯冠側からの漏洩（コロナルリーケージ）のリスクが増え、採算がとれなくなる。

　1日に根管治療をする患者の数は4～5人程度に留め、"根管治療は時間がかかるもの"と認識し、アシスタントや受付にもこの事実を共有するようにしていただきたい（図1-1-2、1-1-3）。

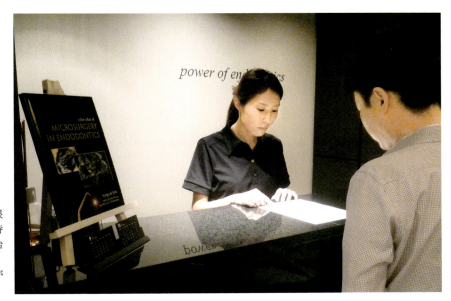

図1-1-2　受付での対応例。受付でも根管治療の内容・治療回数・アポイント時間などを患者に説明する。そのため、治療内容や1日の根管治療の患者数など、受付スタッフとの意思統一を図ることが重要である。

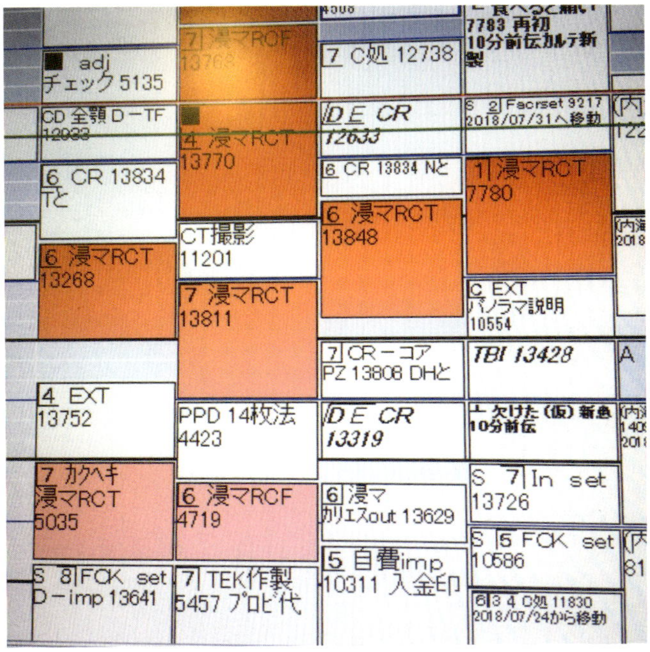

図1-1-3　パソコン画面上のアポイントの例。その日に行う治療のタイムスケジュールと内容がわかるようになっている。色のついているところが根管治療のケースで、1日に実施する患者の数に留意する。

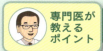

①スムーズで確実なラバーダム装着テクニック（⎤6装着例）

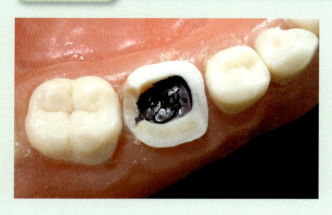

図①-1 ⎤6にラバーダム装着を行う（必要な器材は16頁参照）。装着前に天蓋周囲のう蝕は可及的に除去しておく。

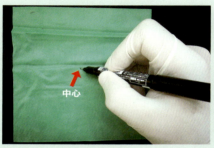

図①-2 ラバーシートの中心にマークする（歯種に関係なく、つねにこの位置に決めておくこと）。

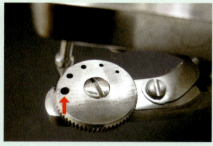

図①-3 ラバーダムパンチャーは一番大きなホールに設定。

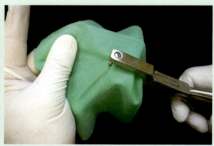

図①-4 ラバーシートを片手に持ち、パンチャーにてマークしたところを一番大きなホールで打ち抜く。

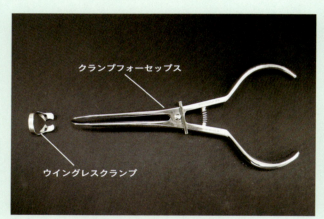

図①-5 大臼歯用のウイングレスクランプとクランプフォーセップス。

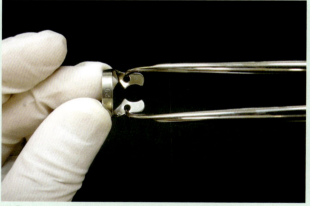

図①-6 クランプにフォーセップスを装着。

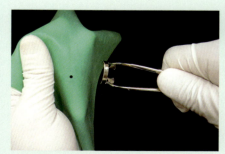

図①-7 片手にラバーシートを持ち、クランプフォーセップスをもう片方の手で保持する。

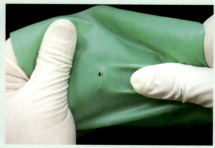

図①-8 ラバーシートの下からクランプのスプリング部を通し始める。

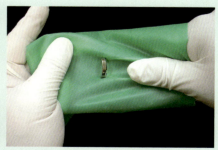

図①-9 クランプのスプリング部全体をラバーシートのホールから完全に突出させる。

Chapter 1　保険診療におけるエンドの考え方

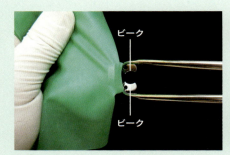

図①-10　ラバーシート全体をクランプのウイング方向に包み込むように持ち替える。

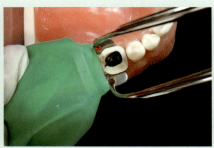

図①-11　ウイングレスタイプのクランプは、ビークが歯に接する様相が直視できる。

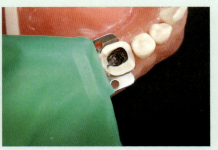

図①-12　4箇所のビークの突起部が歯頸部に適合しているか確認（少なくとも遠心部は必須）。

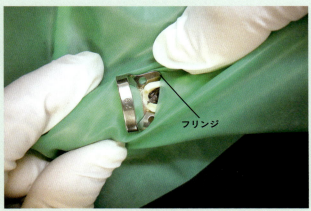

図①-13　ラバーシートを舌側のフリンジに通す。

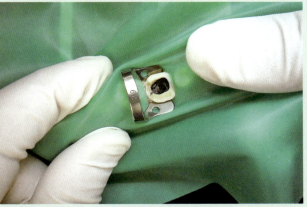

図①-14　ラバーシートを舌側および頬側のフリンジに通す。

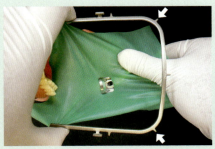

図①-15　ラバーシートを上部のフレームに引っ掛ける。

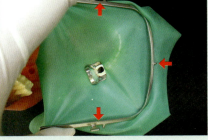

図①-16　ある程度のテンションがラバーシートに加わるようにフレームを装着する。

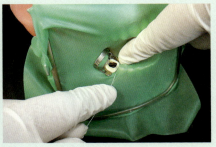

図①-17　デンタルフロスでコンタクトを通す。

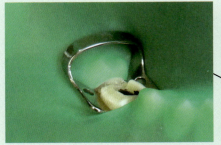

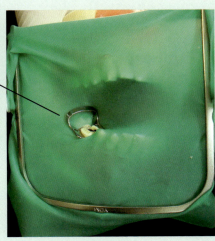

図①-18　ラバーシートのテンションを強くし張り直して完成（余剰のシートはフックに掛け、シート上部が鼻腔を圧迫しないように配慮する。圧迫するようであれば位置を下げる）。

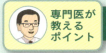

②失敗しない！ 隔壁形成〜術野消毒の基本ステップ＆テクニック

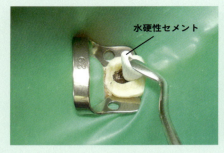
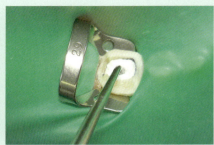

1 | 2

図②-1　水硬性セメント（キャビトン）を窩洞内に充填する。
図②-2　遠心部が隔壁としては重要なので、同部にレジンの厚みが確保できるように配慮する。

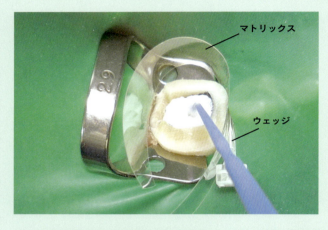

図②-3　ウェッジとマトリックスを用いて、象牙質を17%EDTAで1分間処理する。

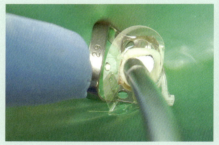
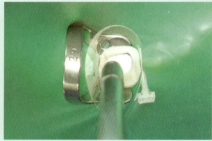

4 | 5

図②-4　1分後に水洗する。
図②-5　よく乾燥させる。

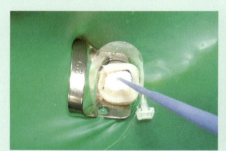
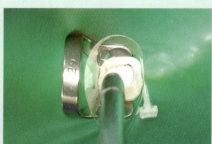
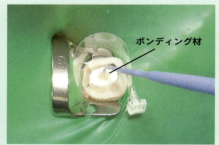

図②-6　象牙質をプライマー処理する。　　図②-7　エアーブローを行う。　　図②-8　ボンディング材を塗布する。

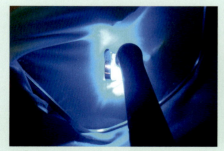
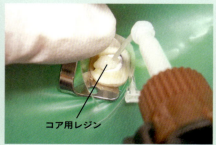
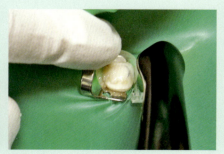

図②-9　塗布後エアーブローし光照射。　　図②-10　コア用レジンを填入する。　　図②-11　光照射。

Chapter 1　保険診療におけるエンドの考え方

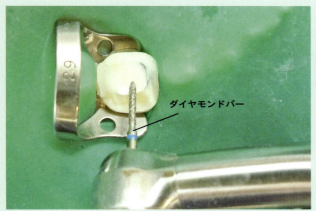

図②-12　クリアランスは残存歯質までダイヤモンドバーで削除する。

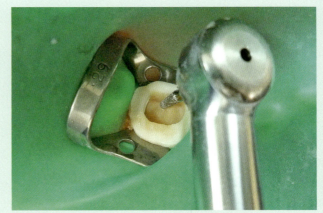

図②-13　ダイヤモンドバーでアクセスを行う。

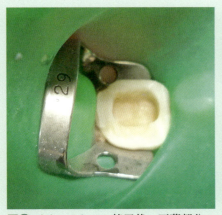

図②-14　アクセス終了後、天蓋部分のう蝕を可及的に除去する。

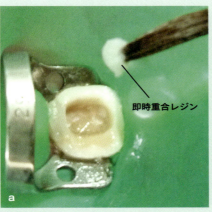
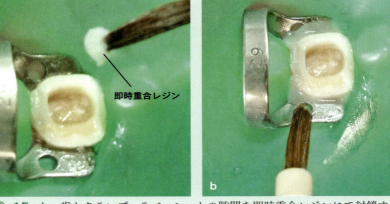

図②-15a,b　歯とクランプ、ラバーシートの隙間を即時重合レジンにて封鎖する。舌側から唾液が侵入するような場合は、ロールワッテをクランプの下部に挿入し封鎖する。

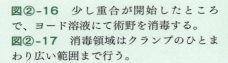
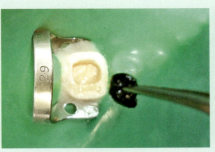

図②-16　少し重合が開始したところで、ヨード溶液にて術野を消毒する。
図②-17　消毒領域はクランプのひとまわり広い範囲まで行う。

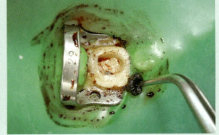
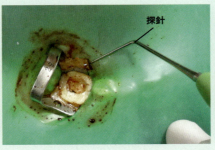
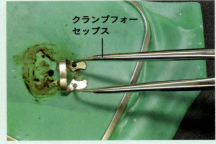

図②-18　治療終了後クランプを外す際は、まず即時重合レジンを探針等で除去する。
図②-19　クランプフォーセップスをホールに装着し、フレームごと除去する（除去後のクランプとラバーシート）。

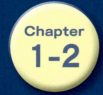

Chapter 1-2 保険のエンドに必要な器材

1 エンドキットの用意 ～最低3セットは準備しよう～

根管治療に必要な器材は、個人的な好みもあり多種多様であるが、最小限で抑えるようにすべきである。またエンドキット(**図1-2-1**)をつくり、それを少なくとも3セット用意する。不足分は器材を滅菌して補う。どのようなキットでもよいが、必ず必要な器具は装備しておく。ラバーダムセット(クランプ、クランプフォーセップス、フレーム)、エンド用表面反射ミラー、練成充填器、探針、根管充填用ピンセット、エンド用ルーラー、エンド用バー、ガッタパーチャリムーバー、スクレイパー、超音波チップと着脱用キーは用意しておきたい。

エンドキット

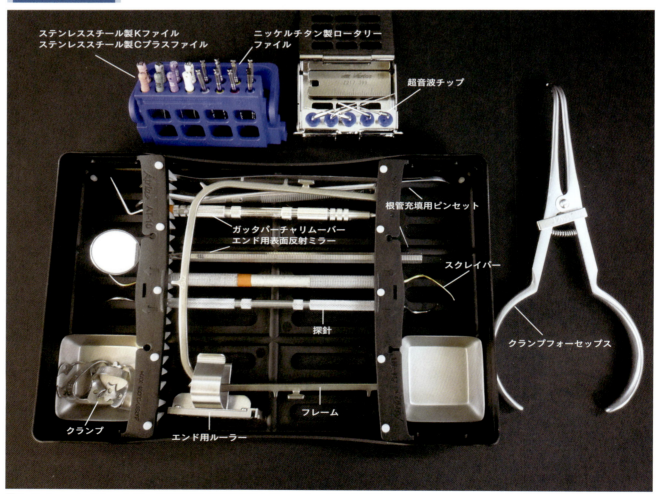

図1-2-1　エンドキットは、保険診療で使用可能な低コストの器材を用意する。

Chapter 1　保険診療におけるエンドの考え方

2　治療用器材選択のポイント

1　エンド用バー

　使い慣れているものであれば、基本的に何でもよいが、シャンファータイプバー、インレー形成用バー、砲弾型バーは便利である。

2　クランプ

　前歯用があればすべての歯種に対応できる。

3　ファイル

　21mmと25mmのステンレススチール製Kファイル＃8〜#15（**図1-2-2**）、Cプラスファイル＃6〜#10（**図1-2-3**）、ニッケルチタン製ロータリーファイル（**図1-2-4**）が必要で、ファイルはすべて滅菌用ファイルスタンドに入れて用意する。根管形成用ニッケルチタン製ロータリーファイルは、さまざまな種類がある。個人的な好みや慣れで選択してもよいが、"コストがかからない"と"適応範囲が広い"ファイルを第一選択とする。1本のファイルで形成を行うシングルファイルシステム、複数本使用するマルチファイルシステムがあるが、複数本使用での形成が安全である。

4　エンド用エンジン、電気的根管長測定器

　いずれも必要であり、この2つが合体している機器（**図1-2-5**）は、とくに便利である。

5　根管充填用加熱プラガー（ヒートプラガー）

　コンパクトなものを選択する（**図1-2-6**）。

6　根管充填用シーラー

　どのような種類でもよいが、必ず使用する。

7　根管貼薬剤・仮封材

　根管貼薬剤には水酸化カルシウム製剤を使用する。試薬を購入し、仮封材は水硬性セメント（キャビトン、ルミコン®など）（**図1-2-7**）を使用する。なお、仮封材除去には超音波チップを用いる。

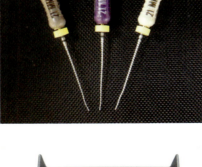

図1-2-2　ステンレススチール製Kファイル＃8〜#15（Zipperer／茂久田商会）。
図1-2-3　ステンレススチール製Cプラスファイル＃6〜#10（デンツプライシロナ）。

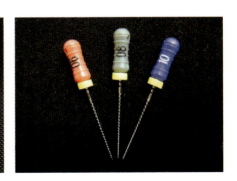

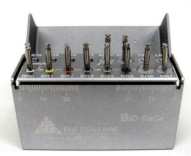

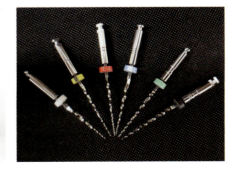

図1-2-4a, b　ニッケルチタン製ロータリーファイル：FKG DENTAIRE社製バイオレイスBR 0〜BR 5（白水貿易）。

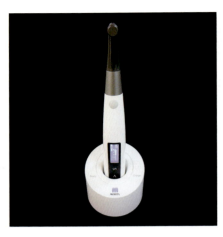

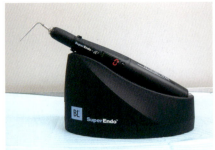

図1-2-6 ヒートプラガー：スーパーエンド™α（ペントロンジャパン）。

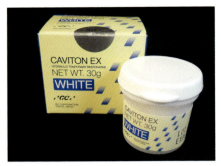

図1-2-7 水硬性セメント：キャビトンEX（ジーシー）。

図1-2-5 根管長測定機能付きモーター：トライオートZX2（モリタ）。

3 診断時および治療時の術野拡大のために必要な機器・器材

　診断に使用する機器・器材は、電気式歯髄診断器（**図1-2-7**）、冷却スプレー（**図1-2-8**）、ストッピング（**図1-2-9**）、綿棒、そしてデンタルエックス線撮影機器を用意する。デンタルエックス線写真に関してはデジタルが好ましいが、なければアナログでもよい。デジタルの場合はIPタイプがお薦めである。

　治療に際しては必ずルーペ（拡大鏡、**図1-2-10**）を着用する。可能であればマイクロスコープ（**図1-2-11**）を使用し、術野を拡大して治療を行うようにする。

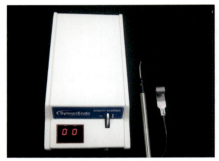

図1-2-7 電気式歯髄診断器：Sybron Endoパルプテスター（Ormco Corporation／ヨシダ）。

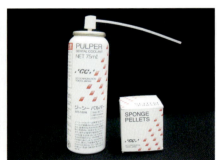

図1-2-8 冷却スプレー：パルパー（ジーシー）。

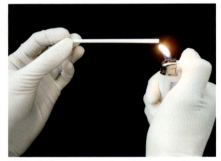

図1-2-9 ストッピング（ジーシー）。

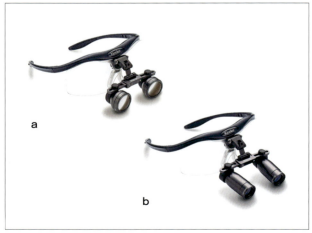

図1-2-10a, b ルーペ（キーラー・アンド・ワイナー）。a：ガリレアンタイプ。b：パノラミックタイプ。

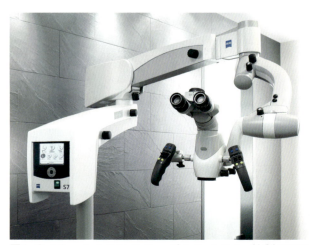

図1-2-11 マイクロスコープ：Carl Zeiss社製EXTARO300（白水貿易、ジーシー）。

Chapter 1-3 エンドに必要な診査・診断

1 歯髄炎と根尖性歯周炎の診断のポイント

　保険診療での診断はPul（歯髄炎）またはPer（根尖性歯周炎）となるが、これはレセプト上で保険請求に必要な病名で、これだけでは不十分となる。

　歯髄炎の場合には、可逆性歯髄炎、不可逆性歯髄炎、歯髄壊死に分類する。

　根尖性歯周炎の場合には、症状のある根尖性歯周炎、症状のない根尖性歯周炎およびノーマルに分類する（**表1-3-1**）。これ以外にも存在するが多くなりすぎるため、これで十分である。

表1-3-1　診断時に必要な歯髄炎および根尖性歯周炎の分類。

歯髄炎	・可逆性歯髄炎　・不可逆性歯髄炎 ・歯髄壊死
根尖性歯周炎	・症状のある根尖性歯周炎 ・症状のない根尖性歯周炎 ・ノーマル

2 歯髄の診査

　歯髄の診査として、電気的歯髄診断（以下EPT）、冷水診（以下Cold）、温熱診（以下Hot）を行う。また、根尖組織の診査として、打診（以下Per：Percussion）そして圧痛の有無をみる触診（以下Pal：Palpation）を行う。正常を理解しないと異常がわからないので、正常とそうでない場合の違いをよく理解しておく（**表1-3-2**）。

　正常歯髄では、EPTに反応あり（＋）、Coldに反応あり（＋）、Hotに反応あり（＋）、Perに対して痛みを感じない（−）、Palでも痛みを感じない（−）となる。

　不可逆性歯髄炎の場合には自発痛があり、EPTは（＋）で、ColdまたはHotに対して持続的な痛み（数十秒間の痛み）をともなう。

　可逆性歯髄炎ではEPT（＋）で、ColdまたはHotに対して持続的な痛みはないが刺激に対して少し過敏に反応するため（＋）または（＋＋）の場合がある。

　歯髄壊死ではEPT（−）、Cold（−）、Hot（−）となる。

表1-3-2　歯髄診査における診断結果。

分類	自発痛	EPT	Cold	Hot	Per	Pal
正常歯髄	なし	反応あり（＋）	反応あり（＋）	反応あり（＋）	痛みを感じない（−）	痛みを感じない（−）
不可逆性歯髄炎	あり	反応あり（＋）	Cold またはHotに対して持続的な痛み（数十秒間の痛み）をともなう（＋）		感じない（−）または感じる（＋）	感じない（−）または感じる（＋）
可逆性歯髄炎	なし	反応あり（＋）	Cold またはHotに対して持続的な痛みはないが、刺激に対して少し過敏に反応する（＋）または（＋＋）		痛みを感じない（−）	痛みを感じない（−）
歯髄壊死	あり または なし	反応なし（−）	反応なし（−）	反応なし（−）	感じない（−）または感じる（＋）	感じない（−）または感じる（＋）

3　根尖性歯周炎の診査

　根尖性歯周炎では、デンタルエックス線写真に根尖病変が見られる場合と見られない場合に分ける。症状をともなう場合はPer(＋)、Pal(＋)となり、症状をともなわない場合にはPer(－)、Pal(－)となる。クラックの診査のために割り箸やメチレンブルー（**図1-3-1**）を用意し、割り箸を咬合させたりメチレンブルーによる染色を行う。クラックの存在に気がつかず何度も根管貼薬を繰り返さないことが重要である。クラックがあると根管内から滲出液や排膿が見られることがあり、エンドレスの根管治療となる。

　注意しないといけない点は、非歯原性疼痛にもかかわらず治療を行ってしまうことである。"患者の主訴を再現できなければ絶対に治療介入しない"、または"診断がつかなければ治療をしない"勇気をもつことが大切である。

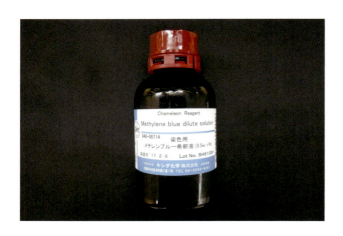

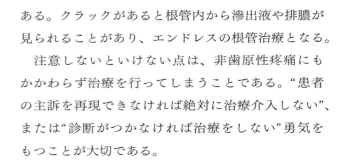
図1-3-1　メチレンブルー。

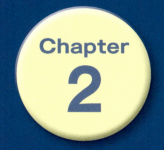

保険での抜髄処置

2-1 保険で行う歯髄保存療法

2-2 根管形成

2-3 根管洗浄・根管貼薬

Chapter 2-1 保険で行う歯髄保存療法

1 可逆性歯髄炎の条件

　歯髄保存が可能な症例は、以下に述べる診断がついた場合である。

　う蝕はあるが自発痛はなく、歯髄テストにおいてEPT(＋)、Hot(＋)、Cold(＋)、根尖部周囲組織テストではPer(−)、Pal(−)である場合は、積極的に歯髄保存を計画する。しかし、歯根完成寸前の若年者では骨硬化像(condensing osteitis)が見られることもあるので、留意する。元々症状がない症例であっても、う蝕除去中の露髄や外傷による露髄がその場合である。まず第一に歯髄保存を図り、症状の緩和ならびに問題解決ができなかったときや、覆髄後の急性化を起こしたときには抜髄を考え、患者にはこのような病態変化が起こる可能性を、術前に十二分に説明しておく。

　覆髄には、露髄しない場合の間接覆髄と露髄した場合の直接覆髄がある。う蝕の除去に関してう蝕象牙質第1層(感染象牙質)と第2層(う蝕影響象牙質)に分けられ、第1層は除去し第2層は保存する。う蝕検知液(カリエスディテクター)では、う蝕象牙質がすべて染まってしまうが、カリエスチェック(**図2-1-1**)を使用すると第1層のみ染色され、再石灰化可能な第2層まで除去することはない。

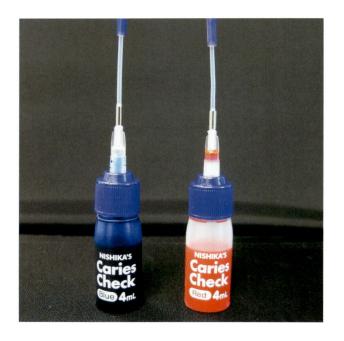

図2-1-1　カリエスチェック(ニシカ)。う蝕象牙質の感染層のみを染色する検知液で、染色部すべてを削除することで、感染層の取り残しや削りすぎを防ぐことができる。左のブルーは歯髄からの出血との区別が容易であり、歯髄付近の感染象牙質やピンクスポット(歯冠部における歯髄側から象牙質にかけて生じた内部吸収により、歯髄の脈管組織がエナメル質を通してピンク色に現れること)が識別しやすい。

Chapter2 保険での抜髄処置

2 間接覆髄

間接覆髄は、あえて露髄させないように第1層の一部を残して覆髄を行うステップワイズエキスカベーションと、露髄が明らかに起こらないような場合のインダイレクトパルプキャッピングに分けられる。

1 インダイレクトパルプキャッピング (indirect pulp capping)

いわゆる間接覆髄で感染象牙質を完全に除去するが、露髄をともなわない場合である。ネオダイン®(ネオ製薬工業)で覆髄し、グラスアイオノマーセメントで裏層、その後レジン充填や歯冠修復を行う。また直接レジン充填をして終了することも可能であり、露髄の心配がない場合は、こちらをお薦めする。

2 ステップワイズエキスカベーション (stepwise excavation)

感染象牙質を除去すると露髄するおそれがある。多くの感染象牙質を除去する際は、露髄を回避するために窩底部には1層の感染象牙質を残し、水酸化

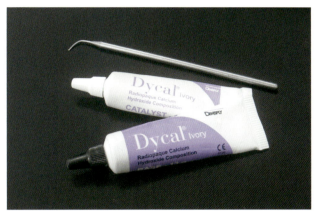

図2-1-2 水酸化カルシウム製剤：ダイカル®(デンツプライシロナ)。

カルシウム製剤(**図2-1-2**)で覆髄する。その後、約3か月以上間隔をあけて第三象牙質の形成を確認し、硬化していない象牙質を除去する。最終修復処置は、グラスアイオノマーセメント裏層後、またはレジン充填後に行う。

患者のかなりの協力が必要であり、来院が途絶える可能性もある。保険診療では実施にあたり慎重に判断する必要がある。

3 直接覆髄

感染象牙質除去後、露髄している歯髄を除去せず、露髄面の上に直接覆髄材(ダイカル®)を充填する(**症例1**)。

圧迫止血を1～10分間試みる。止血しなければ再度、炎症歯髄組織をさらに深く除去する。

1 部分断髄 (partial pulpotomy)

露髄面の約1～2mmの感染歯髄を、滅菌された新品のインバーテッドタイプのダイヤモンドバーにて除去する。止血後に覆髄材(ダイカル®)を充填、グラスアイオノマーセメントで裏層し、レジン充填または歯冠修復を行う。止血には1％次亜塩素酸ナトリウム(NaClO)溶液や3％過酸化水素水、生理食塩液が用いられるが、筆者は滅菌綿球をお薦めする。

2 全部断髄 (full pulpotomy)

感染歯髄除去後も止血が困難な場合は根管口付近まで歯髄を除去する。続いて覆髄材(ダイカル®)を充填し、グラスアイオノマーセメントで裏層する。その後、歯冠修復を行う。しかし、全部断髄しなければならない症例であれば、保険診療の場合は抜髄をお薦めする。全部断髄後の根管治療の困難さを考慮すると、ここまで処置が進んでいれば抜髄と大差はないと考えているからである。

症例1　部分断髄：上顎中切歯（1）のう蝕治療

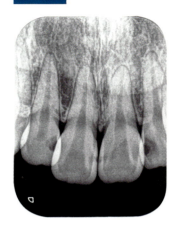
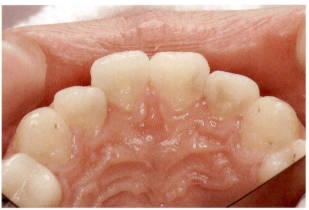

1a ｜ 1b

症例1a　術前のデンタルエックス線写真では隣接面う蝕が多く見られる。
症例1b　術前の口腔内写真。

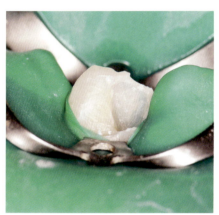
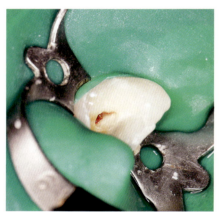
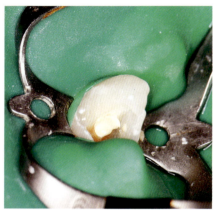

症例1c　う蝕除去開始。　　**症例1d**　除去後露髄を確認。　　**症例1e**　ダイカル®にて覆髄。

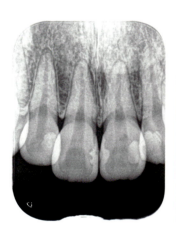
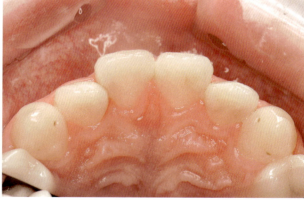

1f ｜ 1g

症例1f　術後のデンタルエックス線写真。
症例1g　術後の口腔内写真。

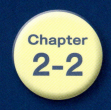
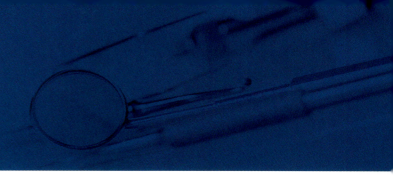

Chapter 2-2 根管形成

1 根管形成の基本的な流れ

　根管形成の実際の手順は、**図2-2-1**のようになる(☞28、29頁「専門医が教えるポイント③」参照)。

　これらの手順は、すべての歯種の根管形成に共通している。このなかで時間をかけないといけないところは**1〜3**の段階で、**5**の根管形成は時間をかける必要はない。術者の多くは、根管形成に時間をかけたり、根管形成のセミナーを好んで受講したりする。この部分に時間をかけるのではなく、機械的に形成することにより、短時間で処置が終わるということに気づくべきである。

　3のネゴシエーションについて実際の臨床では、探索はもちろん、それ以外に作業長を測定し、根管形成前の予備拡大であるグライドパス(根尖孔までの侵入経路の形成)も自然に行うことになる。

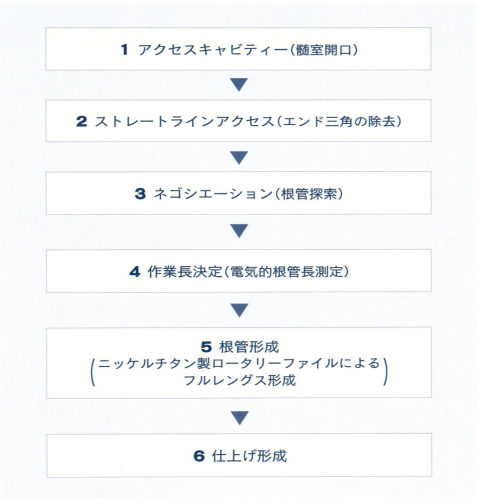

図2-2-1　根管形成の手順。

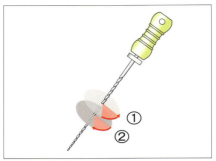

図2-2-2 ウォッチワインディングモーション（watch-winding motion）。約30°の範囲内で、"きりもみ"のようによじる動作で、時計方向と反時計方向に繰り返し、きりもみ動作を行う。

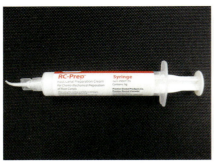

図2-2-3 根管拡大補助剤：RC-Prep®（白水貿易）。潤滑剤として使用する。

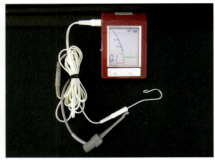

図2-2-4 電気的根管長測定器：Root ZX mini（モリタ）。

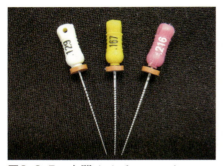

図2-2-5 中間サイズのファイル：シリーズ29（デンツプライシロナ）。

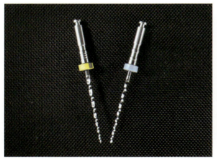

図2-2-6 フルレングス用のニッケルチタン製ロータリーファイル：FKG DENTAIRE社製のバイオレイス（白水貿易）。左：BR6 #50/04テーパー、右：BR7 #60/02テーパー。

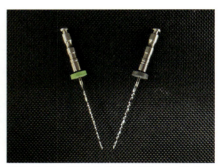

図2-2-7 湾曲や狭窄が著しい場合に使用するバイオレイス（白水貿易）。左：BR4C #35/02テーパー、BR5C #40/02テーパー。

1 アクセスキャビティー（髄室開口）

アクセスはダイヤモンドバーを中心に使用する。

2 ストレートラインアクセス（エンド三角の除去）

ストレートラインアクセスは、根管口部拡大専用のニッケルチタン製ロータリーファイル（BR0）や超音波チップを使用する。

3 ネゴシエーション（根管探索）

ネゴシエーションでは、ステンレススチール製ファイルのみで、サイズは#8〜#15までのみを使用する。器具操作は、きりもみ動作のウォッチワインディングモーション（**図2-2-2**）で行い、先端には必ず少量の潤滑剤のRC-Prep®（**図2-2-3**）を使用する。

4 作業長決定（電気的根管長測定）

#10 Kファイルでネゴシエーション中に電気的根管長測定器（**図2-2-4**）のファイルホルダーをファイルに接続しApex（根尖端）を測定し、その長さから実寸で1 mm短くした長さを作業長とする。

5 根管形成（ニッケルチタン製ロータリーファイルによるフルレングス形成）

#10に続いては、#15との間の中間サイズのファイル（**図2-2-5**）を使用し、同じくウォッチワインディングモーションを行う。サイズ的には#12.5・#13・#12.9等があるが、使い勝手がよければどれでもよい。この中間サイズファイルと#15のKファイルは、Apexまでではなく作業長まで器具操作し、抵抗があれば抵抗があったファイルの1つ手前のファイルに戻り、作業長までスカスカになるように

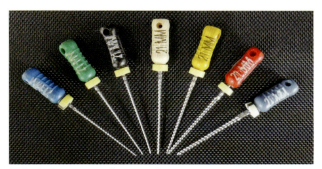

図2-2-8 パッシブステップバック(抵抗があるところでバランスドフォーステクニックを用いるステップバック法)に使用するニッケルチタン製Kファイル(Zipperer／茂久田商会)。

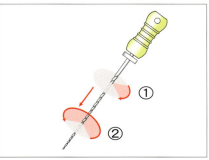

図2-2-9 バランスドフォーステクニック(balanced force technique)。まず約90°時計方向に回転させた後、引き続いて反時計方向に圧を掛けながら180°～270°回転させる。ただし最初の回転は約30°回転させるようにして、結果的に約90°回転させると考える。

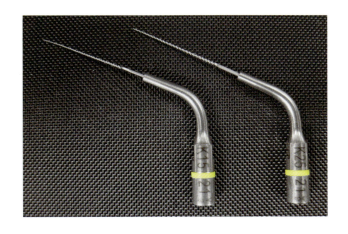

図2-2-10 仕上げ形成用のAMファイル(白水貿易)。#15(左)と#25(右)をペリオモードで使用する。

ルースファイリングする。

　#15が作業長までルースファイリングできれば、フルレングス用のニッケルチタン製ロータリーファイルにて形成する。お薦めはFKG DENTAIRE 社製のバイオレイス(白水貿易)である。バイオレイスは、基本セットがBR0～BR5までで、BR0(#25/08)・BR1(#15/05)・BR2(#25/04)・BR3(#25/06)・BR4(#35/04)・BR5(#40/04)となっている。これより大きいサイズとしてはBR6(#50/04)・BR7(#60/02)がある(図2-2-6)。また02テーパーのBR4C(#35/02)・BR5C(#40/02)(図2-2-7)も用意されており、湾曲や狭窄が著しい場合にはこれらを使用する。

　アクセスからネゴシエーションまで終了後、BR0(#25/08)で再度、根管口部をフレアー形成し、その後、BR1(#15/05)からBR4(#35/04)またはBR5(#40/04)までを順番に作業長まで形成する。形成する際には毎回洗浄をよく行い、使用後のファイルは必ずアシスタントに清掃してもらい、刃部にデブリス(根管内の汚物や壊死組織)が残らないようにする。BR3が作業長まで約2mm程度入りにくければ、無理をせずにテーパーを02に下げBR4C(#35/02)・BR5C(#40/02)で形成する。

　これらで終了した場合には、シングルポイント根充または最終サイズからパッシブステップバックをニッケルチタン製Kファイル(図2-2-8)にて、バランスドフォーステクニック(図2-2-9)を用いて形成する。パッシブステップバックができれば、側方加圧根管充填が可能となる。

6　仕上げ形成

　最後の仕上げ形成はAMファイル(図2-2-10)をペリオモードに変更し、湾曲修正やイスムス(根管と根管をつなぐ狭窄部)を形成して、根管充填を行いやすい形態に仕上げる。

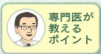 **③失敗しない！ 根管形成の基本ステップ&テクニック**

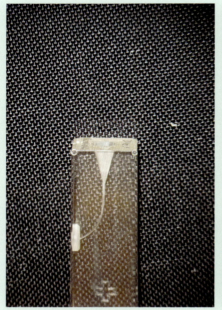

図③-1　ダイヤモンドバーにてアクセスを終了したところ（プラスチックブロックにて手順を説明。以下同）。

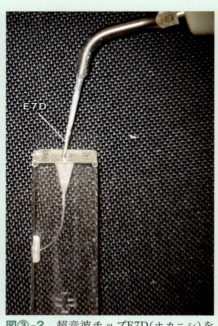

図③-2　超音波チップE7D（ナカニシ）をエンドモードで使用し、ストレートラインでアクセスする。

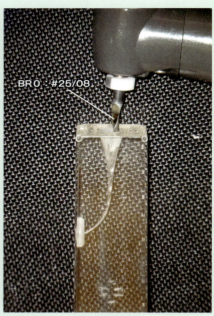

図③-3　つぎにBR0（バイオレイス：#25/08）をトライオートZX2（モリタ）に装着し、m2モード（根管口部拡大モードで連続回転：600rpm/1N）にてストレートラインアクセスを完成させる。

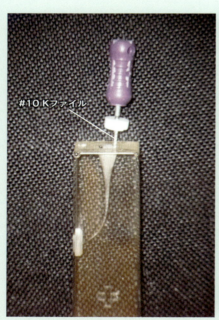

図③-4　#10 Kファイル先端に潤滑剤を塗布し、きりもみ動作のウォッチワインディングモーションで、ネゴシエーションを開始する。

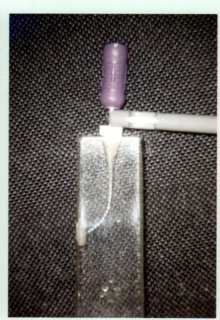

図③-5　#10 Kファイルが根尖方向に進み始めたら、つぎにトライオートZX2をm1モード（根管長測定器モード）に変更、または根管長測定器を使用し、ファイルホルダーを#10 Kファイルに装着する。

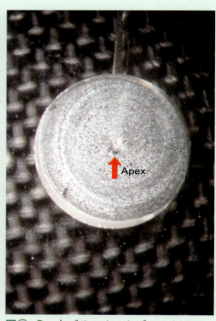

図③-6　本プラスチックブロックでは、#10 Kファイルが出口から初めて見えたところをApexに設定（実際の臨床ではApexの位置は解剖学的根尖孔と認識する）。

Chapter2　保険での抜髄処置

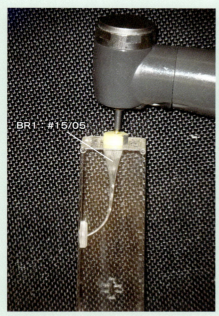

図③-7　作業長はApexまでの距離から1mm短くした長さとし、その長さにBR1(#15/05)を合わせトライオートZX2のm4またはm7に設定し、作業長まで形成(フルレングス形成)する。

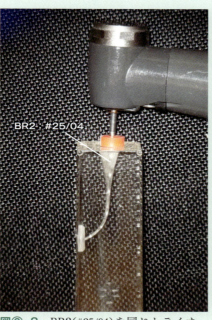

図③-8　BR2(#25/04)を同じトライオートZX2のm4またはm7に設定し、作業長まで形成(フルレングス形成)する。

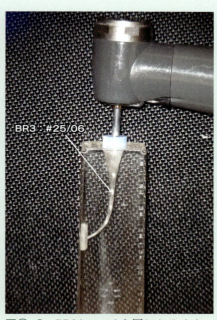

図③-9　BR3(#25/06)を同じトライオートZX2のm4またはm7に設定し、作業長まで形成(フルレングス形成)する。

※m4とm7は同じ回転数とトルク設定で、OTR(Optimum Torque Reverse)モードとなる。
※OTRモードでは、通常は連続回転運動で作動するが、0.2N以上のトルクが掛かると破折防止のため90°逆回転、180°正回転の反復運動に切り替わる。

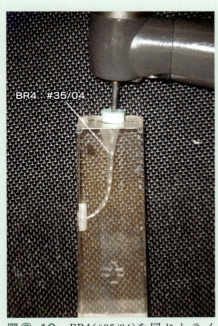

図③-10　BR4(#35/04)を同じトライオートZX2のm4またはm7に設定し、作業長まで形成(フルレングス形成)する。

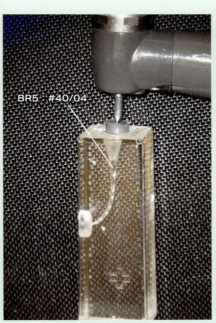

図③-11　BR5(#40/04)を同じトライオートZX2のm4またはm7に設定し、作業長まで形成(フルレングス形成)する。

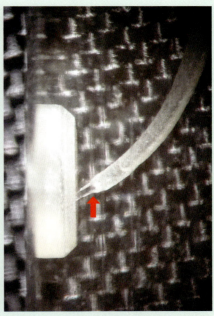

図③-12　プラスチックブロックを強拡大で見ると、根尖部少し手前まで形成できていることがわかる。レッジ(66頁参照)の発生がなく、外湾側に偏りのない形成が可能となる。

29

2　前歯の根管形成の注意点

1　上顎前歯（症例2）

　上顎中切歯から犬歯までは単根であり、直線的な根管が多いためにそれほど難しくないと思っている歯科医師は多いが、油断禁物である。アクセスの外形は逆三角形となるが犬歯の場合には楕円形になることもある（**図2-2-11**）。注意点は舌側のリンガルショルダー（**図2-2-12**）の取り残しがないように、超音波チップで形成し、移行的に仕上げることが挙げられる。この部分を修正しておかないと、ファイルを挿入したときにS字状に湾曲しながら入る可能性があり、根尖部でトランスポーテーション（正規の根管よりずれて形成すること）を起こしやすい。

　中切歯には側枝がよく発現するが、その多くは根尖から約3mmまでのところに開口している。また、外傷受傷歴がある症例では、歯髄腔内が狭窄し閉鎖根管になっていることがあり、器具操作困難な場合がある。その場合に焦ってダイヤモンドバー等で過剰切削しないように注意する。そのような場合には、超音波チップでていねいに歯質を削除すると、歯髄腔が見えてくる。

　側切歯の多くは根尖が遠心に、そして口蓋側に向いている。リンガルグルーブも側切歯には見られる。また歯内歯（**図2-2-13**）も上顎切歯には見られる。

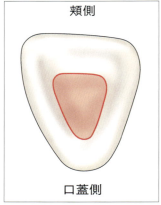

図2-2-11　上顎前歯のアクセス外形。逆三角形の外形とする。

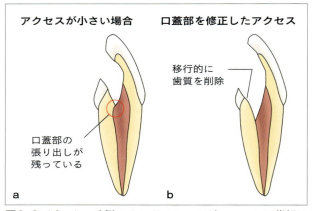

図2-2-12a, b　舌側のリンガルショルダー。**a**：口蓋部に歯髄が残存するため、アクセスが小さい場合、ファイルがS字を描いて挿入してしまう。**b**：口蓋部の歯質を移行的に削除することで、ファイルが直線的に挿入できる。

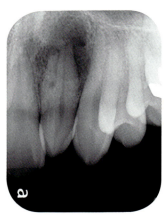

図2-2-13　歯内歯のデンタルエックス線写真。

症例2　上顎中切歯（1）の根管治療

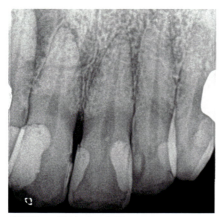

症例2a　隣接面に充填がされているが、検査の結果は歯髄壊死。

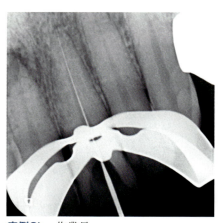

症例2b　作業長。

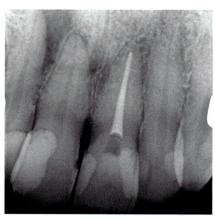

症例2c　根管充填後（拡大号数#50/04）。

Chapter2 保険での抜髄処置

2 下顎前歯（症例3）

下顎前歯のアクセスの外形は細い楕円形（**図2-2-14**）になり、1根管ではあるが約20％が2根管性である（**図2-2-15**）[14]。唇側と舌側に2根管開口し、根尖部で1根管に合流している場合が多い。アクセスする場合に、外形線を舌側にある程度広げないと舌側根管が確認できない。しかし、あまり大きく広げすぎると、残存歯質が少なくなるので注意する。また、近遠心的に大きく拡大すると、歯そのものが小さいために、歯頸部直下で穿孔する可能性がある。稀に癒合歯も存在するが、歯冠は独立していても根尖で癒合している場合もある。

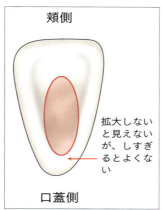
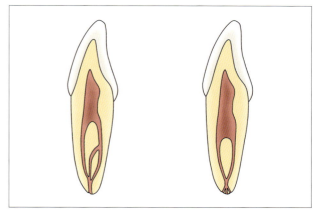

図2-2-14 下顎前歯のアクセス外形は細い楕円形。下顎前歯のアクセスは長楕円で舌側部分へ拡大し、根管口を確認するが過剰切削には注意する。
図2-2-15 下顎前歯部の唇舌的2根管。唇舌的に2根管が約20％で見られ、根尖で合流する場合が多い。

症例3　下顎中切歯（1̲）の根管治療

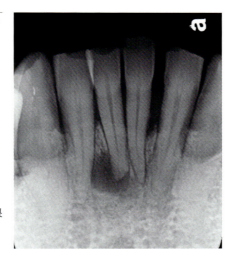
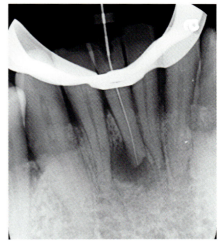

症例3a 歯肉の違和感を主訴に来院。根尖病変が見られる。
症例3b 作業長。

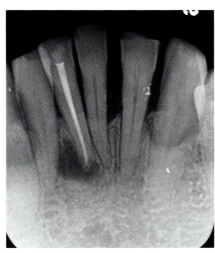
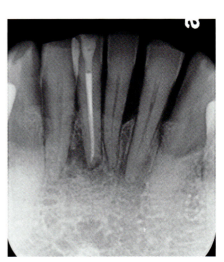

症例3c 根管充填後（拡大号数#40/04）。
症例3d 術後1年6か月。治癒傾向を示している。

3 小臼歯の根管形成の注意点

1 上顎小臼歯〜2根か1根か確認を〜（症例4）

上顎小臼歯のアクセスの外形は長楕円（図2-2-16）となる。近遠心的にかなり圧平を受けているので、予想以上に近遠心径は狭くなり、貯金箱の小銭を入れる投入口のようになる。けっして小窩裂孔を超えて近遠心的に過剰切削しないように気をつける。

上顎第一小臼歯は2根が多く、2根管性や1根管性もあるが2根で2根管独立したWeineの分類（図2-2-17）[15]のタイプ3が多く、次いで2根管が根尖部で合流するタイプ2が多い。稀に3根管があり、上顎第一小臼歯の根管治療をする際は、術前のデンタルエックス線写真で十分把握しておく必要がある。

上顎第二小臼歯は1根で1根管性が多いが、2根管性でもイスムスが拡大終了すると扁平1根管になることが多い。また癒合歯も見られる。

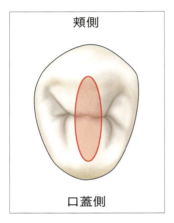
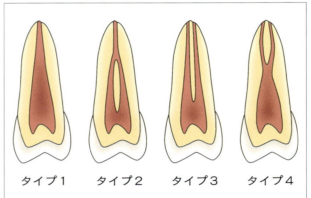

図2-2-16 上顎小臼歯のアクセス外形。上顎小臼歯のアクセスは長楕円で貯金箱のコイン投入口のような細長いイメージをもつ。

図2-2-17 Weineの分類：タイプ1〜4。

症例4 上顎第一小臼歯（|4）の根管治療

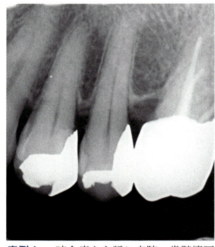
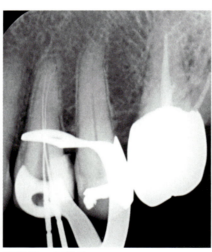
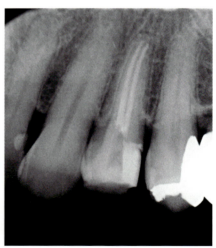

症例4a 咬合痛を主訴に来院。歯髄壊死を示していた。

症例4b 作業長。

症例4c 根管充填後（拡大号数 B：#40/04，P：#40/04）。

Chapter2 保険での抜髄処置

2 下顎小臼歯（症例5）

下顎小臼歯は上顎小臼歯と同じようにアクセスの外形は楕円形となるが上顎小臼歯ほどの長楕円にはならない。上顎第一小臼歯と同様に下顎第一小臼歯も複雑な根形態となる場合が多く、約25％が頬舌的に2根管である[16]。また稀に近遠心的に2根管に分離している場合は樋状根（**図2-2-18**）となっていることもあるので、その際には注意する。下顎第二小臼歯は1根管が多く、上顎第二小臼歯と同じように扁平1根管になる場合が多い。そして中心結節も多く存在し、同部の破折にともなう歯髄壊死もよく遭遇するので留意する。

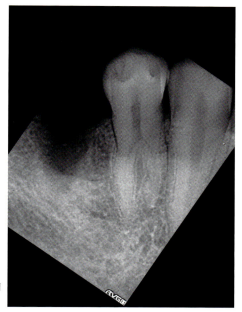

図2-2-18
下顎第一小臼歯の樋状根。

症例5　下顎第二小臼歯（|5）の根管治療

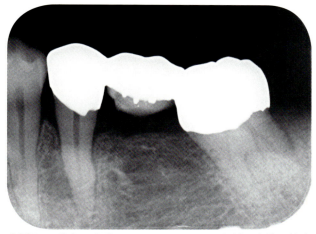

症例5a　歯肉の瘻孔（サイナストラクト）を主訴に来院。検査の結果、歯髄壊死を示していた。

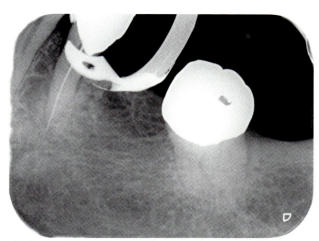

症例5b　ブリッジ切断後に作業長決定。

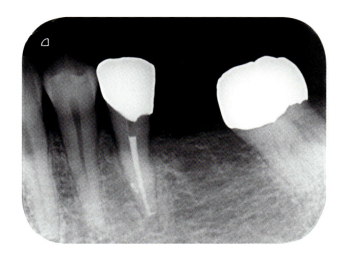

症例5c　根管充填後では側枝にシーラーが充填されている（拡大号数#40/04）。

4　大臼歯の根管形成の注意点

1　上顎大臼歯（症例6、7）

　上顎第一大臼歯は根管治療を学習するうえでもっとも重要な歯であり、この形態に関して精通すると、かなり技術的に進歩が望まれる。アクセス外形は台形または変形したひし形のようになる（**図2-2-19**）。3根が多いが根管数は4根管性が多い。上顎第一大臼歯の近心頬側根は93％で2根管であるとの報告[17]もある。筆者の臨床実感でも約80％の確率で2根管性である。

　しかし、この2根管性もいろいろとバリエーションがあり、一筋縄ではいかない。2根管が根尖部で合流するWeineの分類タイプ2や、2根管がそのまま独立しているWeineの分類タイプ3もあるが、これらのなかでも最後まで形成できるものもあれば、途中で形成ができなくなるような根管形態もある。遠心根と口蓋根は98％以上の確率で1根管であると考えてよい。問題となるのは近心頬側根であるが、どのように探索するのかがポイントとなる。MB1（近心頬側第1根管）とMB2（近心頬側第2根管）は、おおよそ約2mm離れていると報告[18]されている。実際の臨床でどのような手順で探索するのかを解説する。

1　探索手順：ステップ1

　ステップ1（**図2-2-20**）では、MB1と遠心根と口蓋根の開口部を発見できれば、MB1と口蓋根を結んだ仮想線に遠心根からこの仮想線への垂線を引いた場合の等距離を近心側に用い、その近辺を超音波チップで探索する。用いるチップは、エンドサクセスのET-BD、ET-20D、CAP3である（**図2-2-23**）。まずはET-BDチップで近心部分の象牙質を削除しET-20DでMB1の口蓋側寄りの発育溝を探索しながら象牙質を削除する。その後CAP3を用いてさらに髄床底部を約1mm削除し、根管口部を探索する。

2　探索手順：ステップ2

　ステップ2（**図2-2-21**）は、ステップ1で見つからなければ、つぎにMB1の口蓋側寄りにフィン（魚のヒレ状の薄い根管の断面）のようなものがないか、CAP3で探索する。フィンの部分にマイクロファイル（**図2-2-24**）が少しでも挿入できれば根管口の可能性がある。

3　探索手順：ステップ3

　ステップ2でも見つからなければステップ3（**図2-2-22**）での、口蓋根の少し近心頬側寄りの部分に発育溝の見落としがないか、CAP3で確認する。これでも発見できなければおそらくMB2はないと判断し、形成を終了する。

　また、2根管探索ができた場合（MB1とMB2）には、この2根管の間にイスムスが存在することが多く、できる限り仕上げ形成で、その部分を処理する。

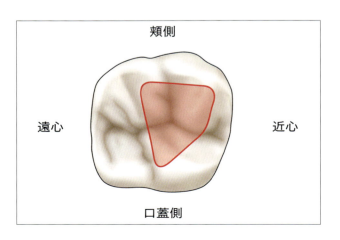

図2-2-19　上顎大臼歯のアクセス外形は台形または変形したひし形となる。三角形ではない。

Chapter2　保険での抜髄処置

上顎大臼歯の根管探索手順

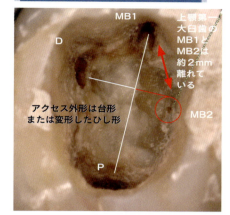

図2-2-20　ステップ1：MB1と口蓋根管口部を結ぶ仮想線に遠心根管口部から垂線を下ろし、その反対側の約2mm離れたポイントをマイクロファイルやエンド探針で探索する。

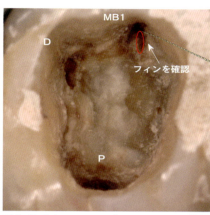

図2-2-21　ステップ2：MB1の口蓋側方向にフィンの存在を確認。存在する場合は、その部分にマイクロファイルを挿入して根管口の確認をする。

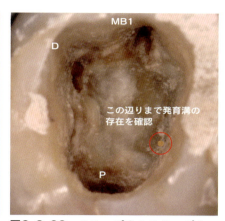

図2-2-22　ステップ3：ステップ1、2で探索できなかった場合は、さらに口蓋側の根管口部寄りの入り口を探索する。

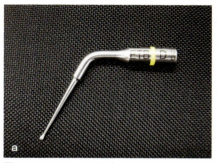
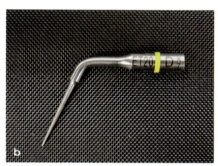
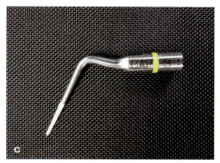

図2-2-23a〜c　探索に用いる超音波チップ。エンドサクセスのET-BD(a)、ET-20D(b)、CAP3(c)(白水貿易)。

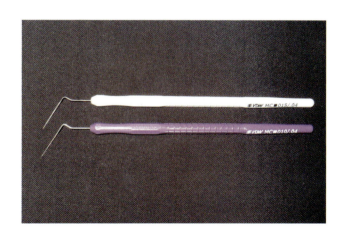

図2-2-24　マイクロファイル：MC Kファイル(Zipperer／茂久田商会)。

　上顎第二大臼歯はどうであろうか。実は第一大臼歯に比べて不規則な形態が多く、注意する必要がある。レビュー論文[19]では、3根で3根管がもっとも多いと報告されている。アジア人に関する報告[20]では、75％は3根3根管であり、次いで2根管が9.3％と多かったと述べている。また、3根や2根に癒合している歯も7％存在していた。つまり、多くは3根管であるが、この癒合歯が要注意である。

症例6　上顎第一大臼歯（⏋6）の根管治療（3根管）

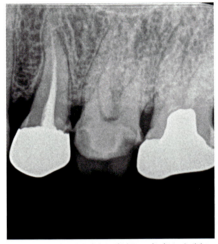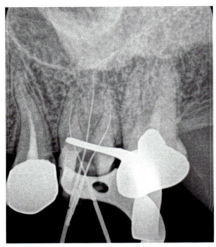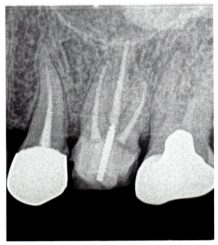

症例6a　上顎左側臼歯部の疼痛を主訴に来院。不可逆性歯髄炎。

症例6b　作業長では3根管であった。

症例6c　根管充填後（拡大号数　MB：#40/04, DB：#40/04, P：#60/02）。

症例7　上顎第一大臼歯（⏋6）の再根管治療（4根管）

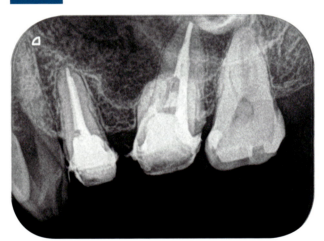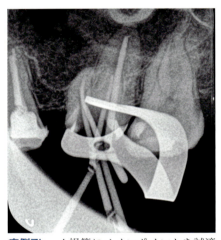

症例7a　ズキズキとした疼痛を主訴に来院。

症例7b　4根管にメインポイントを試適。

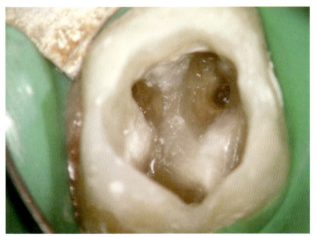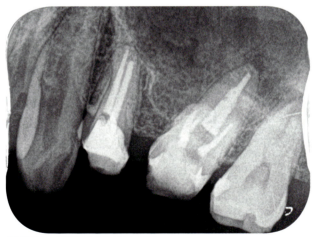

症例7c　本症例では根管形成後のMB1とMB2を顕微鏡下で確認した。

症例7d　根管充填後（拡大号数　MB1：#60/02, MB2：#60/02, DB：#40/04, P：#80/02）。

2 下顎大臼歯（症例8、9）

下顎大臼歯のアクセス外形は四角形またはD型となる（**図2-2-25**）。近心根でも遠心根でも頬側に偏って1根管が見られたら、多くの場合、舌側にもう1根管が存在する可能性が高い。これは対称の法則とよばれており、下顎臼歯にはよく見られるルールである。レビュー論文[21]では、3根管性が61％、4根管性が36％であり、近心根は頬舌的に2根管が94％で2根尖孔がもっとも多く（52％）、次いで2根管1根尖孔（35％）であった。遠心根は長楕円の1根管1根尖孔が多く（63％）、次いで2根管1根尖孔（15％）であった。遠心舌側根は民族性があり、われわれアジア人にはやや多いので、注意すべきである。その場合には、偏心撮影（偏近心撮影）を行うと、近心根と遠心頬側根との間に尻尾のようにキュッと湾曲した根管が見えることがあるので、注意深く観察すべきである。

また、近心頬側根と舌側根の間に位置するMM根（middle mesial）（**図2-2-26**）も、以前までは多くても12％程度であったが、近年、若年者ほど発現頻度が高く、平均で20％という報告[22]もあり、見落とさないように、よくその有無を調べる。

イスムスは近心根のほうが多く80％以上の頻度で存在し、遠心根でも20〜30％は見られる。また、イスムスは5つのタイプに分類される[23]。

さらに、忘れてはならないのが下顎第二大臼歯の樋状根である。樋状根も民族性があり、われわれアジア人には約半数の45％ぐらいの頻度で見られる[24]。樋状根についてはFanの分類（**図2-2-27**）[25]がある。歯冠側から見た根管開口部を5つのタイプに分け、タイプ5は根管が見られない場合を示しているので、実際はタイプ1〜4で表されることが多い。

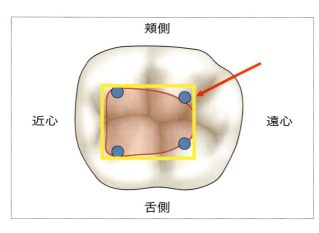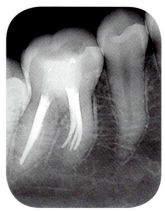

| 25 | 26 |

図2-2-25 下顎大臼歯のアクセス外形は四角形またはD型となる。ただし、D型にすると4根管口部が見えない。頬舌的に対称の法則があり、どちらか一方に根管があれば、その反対側にも根管がある確率が高い。

図2-2-26 MM根のデンタルエックス線写真。MM根は近心頬側根と舌側根の間に、イスムスではなく独立1根になっている。

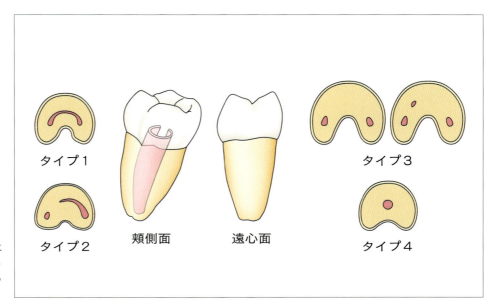

図2-2-27 下顎第二大臼歯におけるFanの分類。タイプ1〜4まであり、タイプ2がもっとも多い。

症例8　下顎第一大臼歯(6)の再根管治療(2根管)

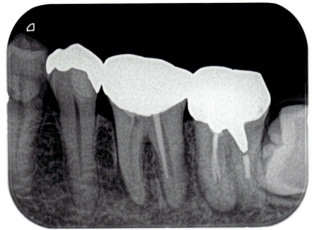

症例8a　違和感を主訴に来院。近遠心根に根尖病変が見られる。瘻孔部からガッタパーチャを挿入すると遠心根に向かっているのがわかる。

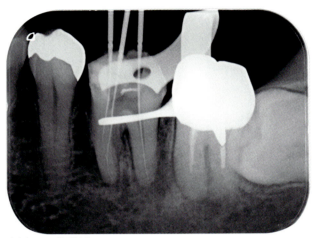

症例8b　作業長。

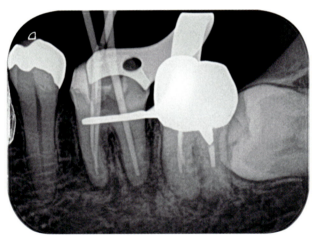

症例8c　メインポイントの試適。

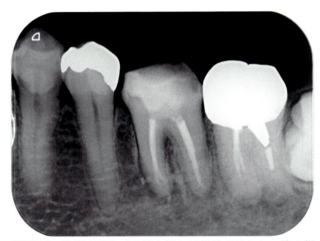

症例8d　根管充填後では近心根には側枝が見られ、遠心根では根尖部のフックの存在が確認できる。

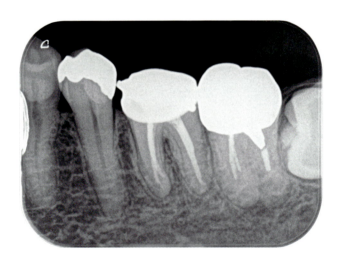

症例8e　術後1年。病変は消失(拡大号数　MB：#40/04, ML：#40/04, D：#60/02)。

Chapter2　保険での抜髄処置

症例9　下顎第二大臼歯（7⃣）の再根管治療（樋状根）

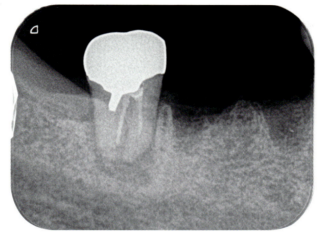
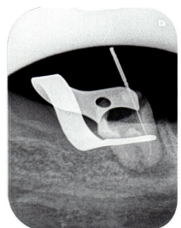

症例9a　疼痛と歯の動揺を主訴に来院。根尖病変が見られる。
症例9b　近心根の作業長。

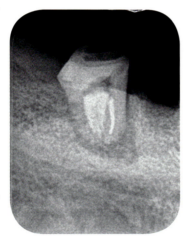
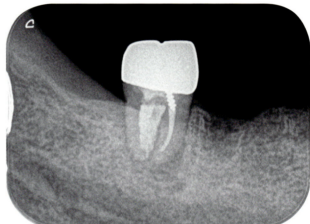

症例9c　根管充填後。Fanの分類のタイプ2の樋状根。
症例9d　術後1年。根尖病変は消失（拡大号数　ML：#40/04，D：#50/04）。

失敗回避のABC　Ⓐ 根尖破壊をしないために

- 作業長は正確に決定し遵守する。
- ファイルのラバーストッパーがルーズなものはただちに廃棄し、タイトなものに変更する。
- 過度の拡大は避ける。たとえ15号のファイルでも根尖孔から無理に押し出せば象牙質の剥離が起こる（図A）。各歯種の拡大号数の目安は82頁の図を参照。

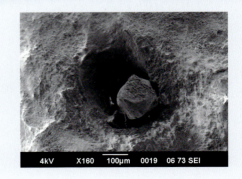

図A　根尖部の剥離しているSEM画像。

Chapter 2-3 根管洗浄・根管貼薬

1 根管洗浄の手順と注意点

使用する洗浄液は、主に有機質溶解作用の次亜塩素酸ナトリウム溶液（以下ヒポクロ）と無機質溶解作用のEDTA（ethylene diamine tetraacetic acid：エチレンジアミン四酢酸）である。

根管形成中はアクシデントを起こさないように留意し、ヒポクロを中心に使用する（☞42、43頁「専門医が教えるポイント④」参照）。根管内にはつねにヒポクロを貯めておき、手用ファイルやニッケルチタン製ロータリーファイルで形成するごとに洗浄を行い、切削片が多く視認できた場合にEDTAで一度洗い流す。その後数秒くらい待機してから、再びヒポクロを根管内に貯めて再度形成を開始する。つまり、形成中にはヒポクロを主に根管内で使用し、切削片が多く出ればEDTAで洗い、数秒経ってからヒポクロを再度作用させるようにする。ヒポクロの濃度は3％のもの（筆者は6％を3％に希釈している、**図2-3-1**）を、そしてEDTAは17％のもの（**図2-3-2**）を使用する。

根管探索中に根管内が汚れて見づらい場合に、根管内をきれいにするためにもEDTAを使用する。根管内に、つねに新鮮なヒポクロが入っている状態にするためにも、頻繁に洗浄することが重要である。なお、根管形成中には、実験のように「これを何分使用して、つぎにこれを何分使用する」といった決まりはない。

しかし、根管充填前のファイナルリンスは、時間的な決まりがある。具体的には、EDTA（1分間＋数十秒間のPUI）→ヒポクロ（3分間以上＋数十秒間のPUI）→EDTA（1分間）の順と時間（**図2-3-3**）で終了し、根管充填に移行する。残留するEDTAへの不安やその後の接着への影響を心配する場合は、最後に滅菌精製水で洗浄する。

洗浄用のニードル（洗浄針）は30G（ファイルの#30相当の外径）で、シリンジは3〜5 mlの医科用のもの（テルモ社製）を使用する（**図2-3-4**）。ニードルは少し曲げて使用し、アクシデントを起こさないように注意する。

万が一ヒポクロアクシデント（**図2-3-5**）が起こった場合は、ヒポクロによる細胞傷害を受けた皮下出血は疼痛をともなうこともある。2〜3週間ほど持続し、やがて自然に消退していく。通常、鎮痛薬の投与のみで正常状態へ戻るのを待つが、強圧の洗浄液とともに細菌が周囲組織へ侵入し重篤な炎症を引き起こした場合は、抗菌薬の投与が必要となってくる。

EDTA〔1分間。その後AMファイルを用いた超音波洗浄（PUI：passive ultrasonic irrigation）を数十秒間〕

▼

ヒポクロ（3分間以上。その後PUIを数十秒間）

▼

EDTA（1分間）

図2-3-3 根管充填前のファイナルリンスの手順と時間。

Chapter2　保険での抜髄処置

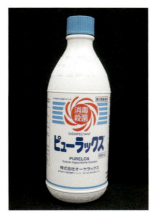
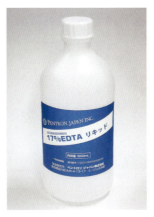
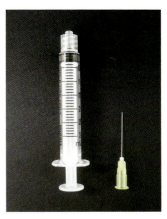

図2-3-1　6％ヒポクロ。
図2-3-2　17％EDTA（ペントロンジャパン）。
図2-3-4　30Gのニードルと3mlのシリンジ（テルモ）。

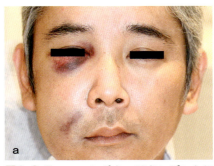
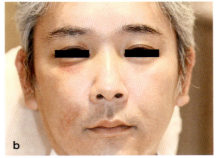
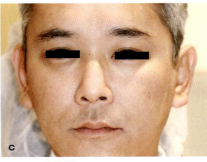

図2-3-5a〜c　ヒポクロアクシデントによる顔貌の変化。a：術翌日。b：1週間後。c：3週間後。

2　根管貼薬の手順

　根管貼薬剤としては、過敏症などの副作用が懸念されるホルマリン製剤やフェノール製剤ではなく、水酸化カルシウム製剤の使用をお薦めする。術者の責任において使用することになるが、できれば除去しやすい水酸化カルシウム試薬（図2-3-6）を用いる。使用時には、それらをダッペングラス等に入れて滅菌精製水で練和し（図2-3-7）、レンツロを正回転、またはニッケルチタン製ロータリーファイルを逆回転（回転数は300rpm程度）で使用し、根管内に緊密に填入する。その後、水硬性セメントで仮封を行う（☞42、43頁「専門医が教えるポイント④」参照）。
　なお、貼薬期間は1週間〜10日が基本である。

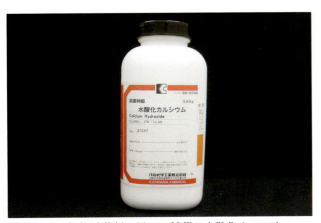

図2-3-6　根管貼薬剤に用いる試薬の水酸化カルシウム。

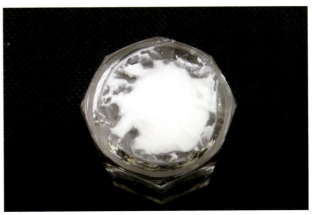

図2-3-7　根管貼薬剤の準備。ダッペングラスに水酸化カルシウムを入れて、滅菌精製水でソフトクリームが溶けたくらいの調度にする。

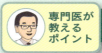 ④確実にできる！ 根管洗浄・根管貼薬の基本ステップ&テクニック

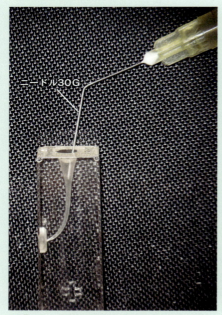

図④-1 根管洗浄は主に3％ヒポクロを使用する。ニードルは30G（27Gより小さいもの）を使用する（プラスチックブロックにて手順を説明。以下同）。

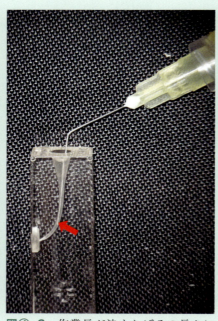

図④-2 作業長が決まればその長さに合わせ、けっして根管内の当該部位まで深く挿入せずに、上下動の動かし方で洗浄する。

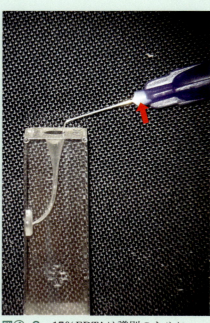

図④-3 17％EDTAは識別のためにニードルジョイント部（矢印）の色を変えて使用する。

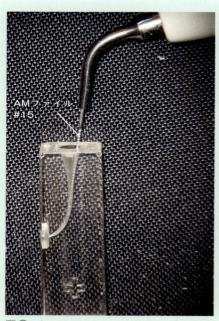

図④-4 AMファイル#15チップを超音波装置に装着しペリオモードで使用する。こうすると、最終洗浄ではPUIとして効果的に洗浄が可能となる。

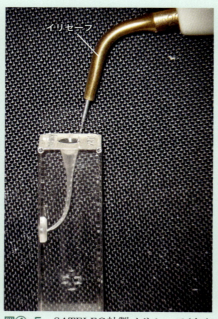

図④-5 SATELEC社製イリセーフ（白水貿易）は、PUIとしてさらに高い効果が得られる。

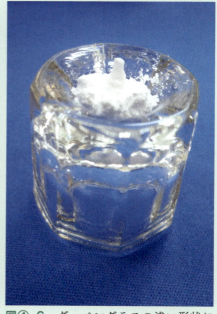

図④-6 ダッペングラスの浅い形状に水酸化カルシウムを入れ滅菌精製水で練和（貼薬のたびにこのように作り、作り置きはしない）。

Chapter2 保険での抜髄処置

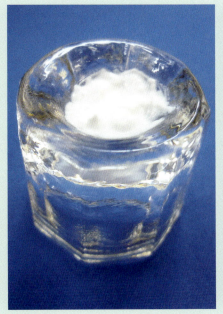

図④-7 ソフトクリームやヨーグルト状になるように練和し、水分が多ければ滅菌ガーゼで水分を調整する。

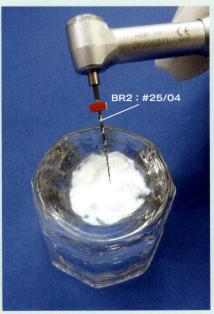

図④-8 根管形成に使用したニッケルチタン製ロータリーファイルを逆回転で使用(300rpm)する。ただし、レンツロの場合は正回転で使用する。

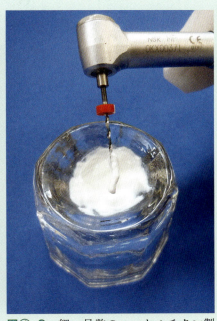

図④-9 細い号数のニッケルチタン製ロータリーファイル(BR2：#25/04)で水酸化カルシウムをすくい取る。

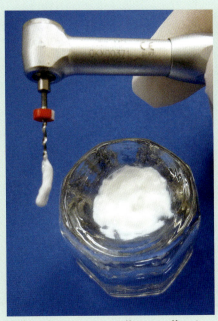

図④-10 ファイルに載せる。載らないようであれば水分を再調整する。

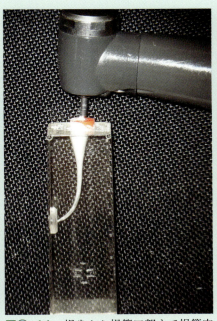

図④-11 根尖から根管口部まで根管内へ隙間なく緊密に貼薬する。

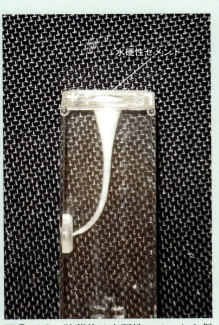

図④-12 貼薬後は水硬性セメントを仮封する。

43

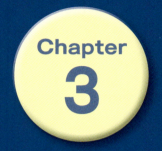

根管充填と急患処置

3-1 根管充填

3-2 歯髄炎および急性根尖性歯周炎
　　での急患対応

Chapter 3-1 根管充填

1 根管充填材（コアマテリアルとシーラー）の選択

1 コアマテリアル

多くの場合ガッタパーチャポイント（図3-1-1）であり、その成分のほとんどが酸化亜鉛である。

2 シーラー

いくつかの種類があるが、どれがもっとも良いかは優劣がつけられない。コロナルリーケージ（歯冠側から根管内への微小漏洩）が根管治療後の予後に著しく影響を与えることは**Chapter 2**で述べたが、根管充填をすればそれでコロナルリーケージが防げると考える歯科医師もいる。もちろん根管治療中や根管充填後の仮封も重要で、すべてが満足のいく条件の材料が必要である。しかしながら100％満足できる材料や方法はありえない。それゆえに連携の取れた治療手順とコンセプトが重要である。すなわちシーラーなしの根管充填は、ガッタパーチャが根管内壁と接着しないため、コロナルリーケージを防ぐことができない。

シーラーの使用に関して否定的な歯科医師は、一般的に行われている研究条件が生体内で起こるはずがないとの見解で、シーラー使用の必要性はないと考えているであろう。また、シーラーそのものの有害性のほうがむしろ危険であると主張するかもしれない。しかし、根管治療後は、根管内に歯髄はすでになく、免疫機構もない空間であり、当然何らかの抗菌作用が求められる。どのような材料であっても細胞毒性は少なからず存在するため、できる限り意図的に根尖孔外に押し出さないように配慮すべきである。結論的に、シーラーの使用は必要である。

筆者は、酸化亜鉛ユージノール系シーラーを第一選択としている（図3-1-2）。これ以外にはレジン系シーラー、シリコーン系シーラー、グラスアイオノマー系シーラー、水酸化カルシウム系シーラー、ケイ酸カルシウム系シーラー（MTAシーラー）があり、それぞれ長所と短所がある（**表3-1-1**）。

表3-1-1　各種シーラーの種類、特徴、主な製品。

種類	長所・短所	主な製品名
酸化亜鉛ユージノール系	長所：操作時間は約5分／高いエックス線造影性／初期の殺菌性 短所：長期にわたる細胞毒性／液体への溶解性／感作性	キャナルス® エンドシーラー キャナルシーラー
レジン系	長所：操作時間は8時間／象牙質に対する接着性／良好な機械的性質 短所：エポキシ系は吸収困難／初期細胞毒性／アレルギー	AHプラス（エポキシ系） メタシールSoft （メタクリレート系）
シリコーン系	長所：操作時間は約50分／生体親和性が高い／収縮がない／膨張する 短所：加熱すると硬化する	ロエコシール オートミックス
グラスアイオノマー系	長所：象牙質に接着しフッ化物を放出／生体適合性が高い 短所：硬化時間が早い（5分）／再治療時の除去が困難／硬化中の感水性漏洩	ケタック™エンド
水酸化カルシウム系	長所：操作時間は約1時間／根尖孔組織形成／組織親和性が高い／抗菌効果 短所：硬化するとカルシウムイオンは溶出しない／組織への易溶解性／高い流動性	シーラペックス®
ケイ酸カルシウム系（MTAシーラー）	長所：細胞毒性がほとんどなく、オーバーフィリングしても心配ない 短所：高価／エビデンスが少ない	ヴェリコム Well-pulp™ ST MTAフィラペックス

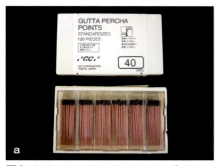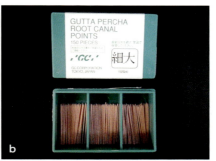 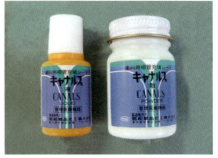

図3-1-1a, b　ガッタパーチャポイント（ジーシー）。a：メインポイント。b：アクセサリーポイント。

図3-1-2　酸化亜鉛ユージノール系シーラー：キャナルス®（昭和薬品化工）。

2　根管充填の手順

垂直加圧根管充填法と側方加圧根管充填法の治療成績の比較をメタ分析で検討した結果、術後疼痛や長期予後そして根管充填の質を比較したが両者の間に有意差はなかったとの報告[26]がある。つまり、垂直加圧根管充填と側方加圧根管充填における成績の有意差はない。現在のところ、1つの根管充填方法が他の方法と比較して有意にすぐれているという研究はない。保険診療では側方加圧根管充填（**症例10**）が一般的であり、実際の手順は**図3-1-3**のとおりである（☞50、51頁「**専門医が教えるポイント⑤**」参照）。

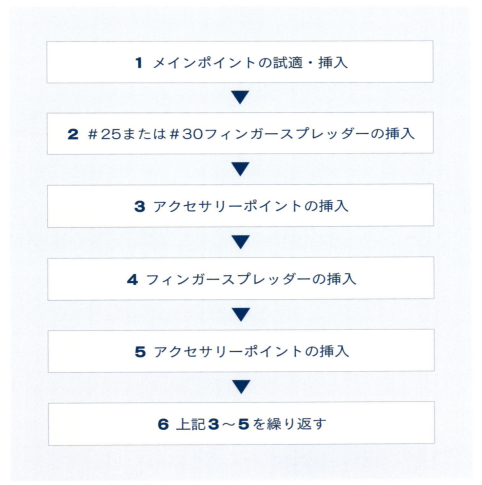

図3-1-3　根管充填の手順。

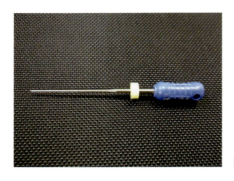

図3-1-4　#30/02ニッケルチタン製フィンガースプレッダー(Zipperer／茂久田商会)。

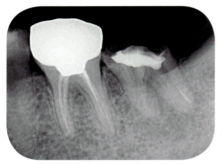

図3-1-5a　ポストスペースをあらかじめ設けておく。

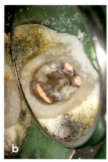

図3-1-5b, c　根管充填後、根管口部から約3〜4mm(歯冠側1/3の根管スペースを確保)のガッタパーチャを除去し、その空間に水酸化カルシウムを塗布した綿球を入れて仮封する。

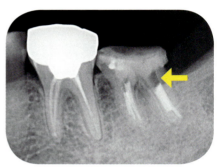

図3-1-5d　術後のデンタルエックス線写真。遠心の根管口部のガッタパーチャが除去されているため、空間として写っている(矢印)。

1　メインポイントの試適・挿入

メインポイントを試適する。作業長まで少しのタグバックが感じられれば、シーラーをポイントの長軸方向に塗布し、根管内に挿入する。

2　#25または#30フィンガースプレッダーの挿入

#25または#30フィンガースプレッダー(図3-1-4)を、きりもみ動作で作業長のマイナス3mmまで挿入する。

3　アクセサリーポイントの挿入

シーラーを塗布したアクセサリーポイントを挿入する。

4　フィンガースプレッダーの挿入

フィンガースプレッダーをきりもみ動作で抵抗を感じるところまで挿入する。

5　アクセサリーポイントの挿入

シーラーを塗布したアクセサリーポイントを挿入する。

6　3〜5を繰り返す

3〜5の繰り返しを数回行う。

根管口部またはセメント-エナメル境より低い位置でガッタパーチャをプラガーまたはヒートプラガーで焼き切る。ヒートプラガーを使用した場合には、根管の約1/2のガッタパーチャポイントを取り除いてポストスペースを確保し、その中に水酸化カルシウムを塗布した綿球を入れておく(図3-1-5)。次回の支台歯築造の直接法や間接法の形成時間の短縮を図る。

症例10　側方加圧根管充填：上顎第二大臼歯(⌊7)の再根管治療

10a|10b

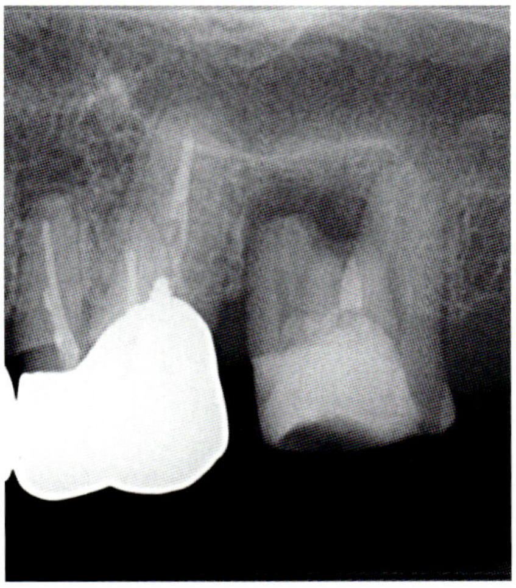

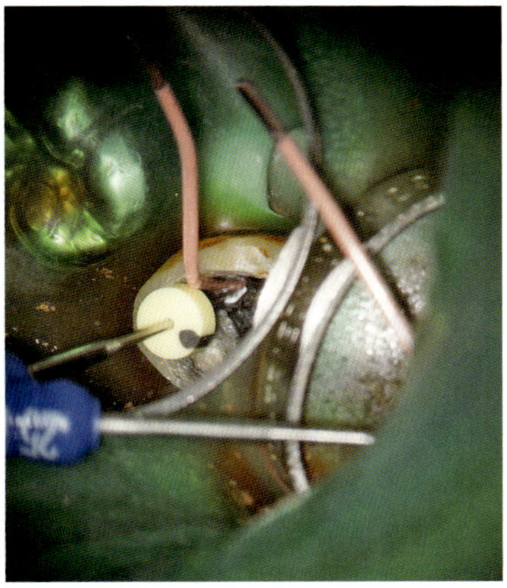

症例10a　歯肉の違和感を主訴に来院。頬側２根に根尖病変が見られる。
症例10b　MB1から側方加圧根管充填を開始。メインポイントを挿入後にスプレッダーを作業長のマイナス３mmに到達させる。

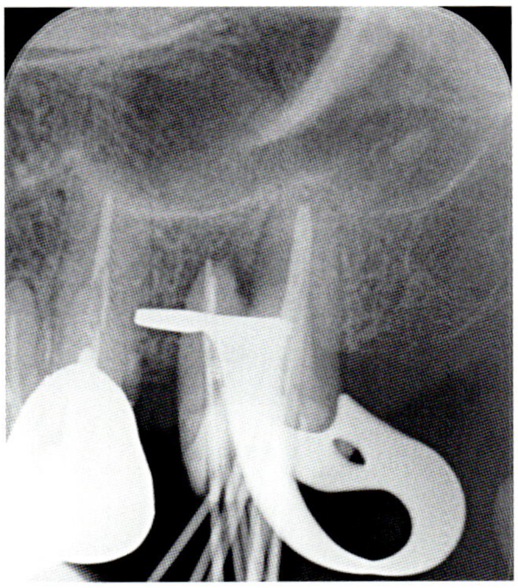

症例10c　加圧終了後にデンタルエックス線写真を撮影すると、MB1のポイントが長めに充填されている。

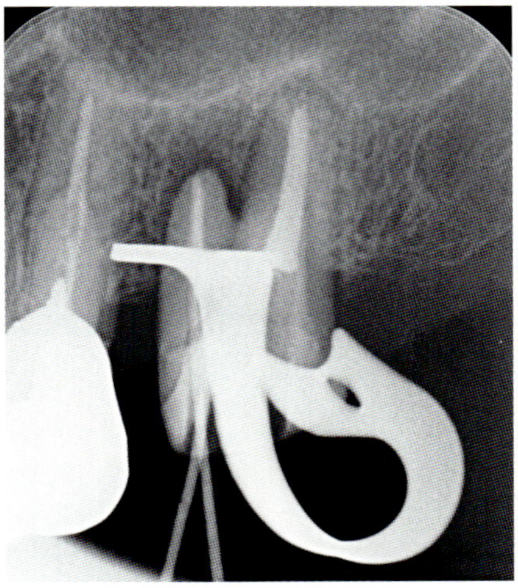

症例10d　MB1のメインポイントの先端の大きさおよび長さを調整し、再度試適して撮影。

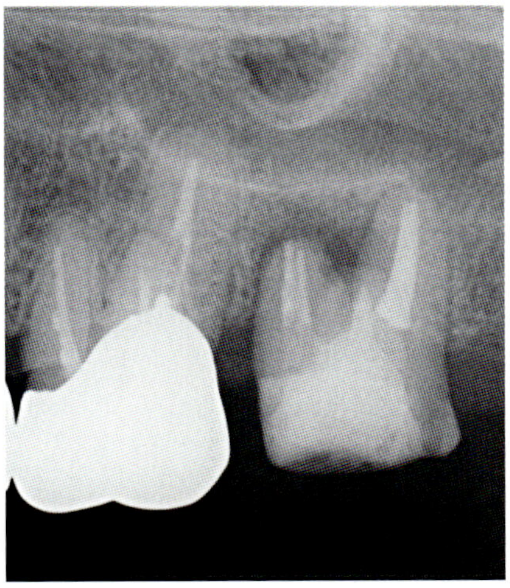

症例10e　４根管の根管充填後(拡大号数MB1：#50/04, MB2：#50/04, DB：#50/04, P：#70/05)。

失敗回避のABC

Ⓑ オーバーフィリング(過剰根管充填)を避けるために

- シーラーはポンピングせずに根管内に挿入する(図B)。
- 過度の垂直方向への圧力は慎む。

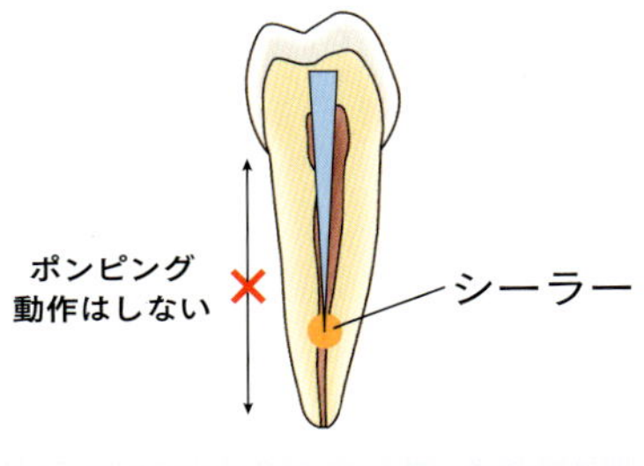

図B　シーラーがポイントの先端周囲に涙目状に多量に塗布されるため、根尖方向に何度も上下させるポンピング動作はしないこと。

⑤失敗しない！ 側方加圧根管充填の基本ステップ&テクニック

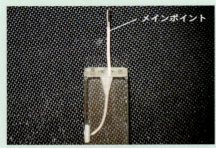

図⑤-1 メインポイント（ISO：02テーパー）を根管内に試適する。タグバックが少し感じられる程度まで行う（プラスチックブロックにて手順を説明。以下同）。

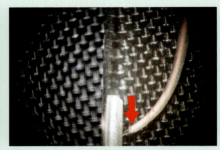

図⑤-2 メインポイントは作業長まで届いていること。

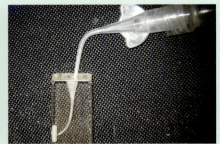

図⑤-3 根管内残存水分を根管内バキュームにて吸引する。

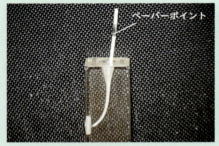

図⑤-4 最後にペーパーポイントで乾燥させる。

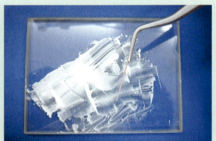

図⑤-5 シーラーを練和する。

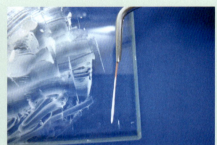

図⑤-6 シーラーはメインポイントの長軸方向にしっかり塗布すること。

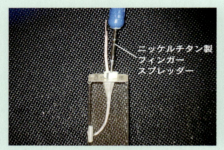

図⑤-7a シーラーを塗布したメインポイントを根管内に挿入し、さらに作業長の少なくとも3mm以内に届くようなニッケルチタン製フィンガースプレッダー（#25または#30）を選択・使用し、きりもみ動作で根尖方向に挿入する。

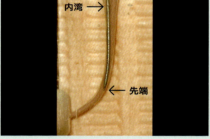

図⑤-7b 同部拡大写真ではニッケルチタン製フィンガースプレッダーが内湾から挿入され先端が外湾方向に位置している。

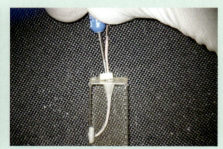

図⑤-8 ニッケルチタン製フィンガースプレッダーが所定（作業長の3mm以内）の深さまで到達後、頬側・舌側・近心・遠心方向に加圧する。

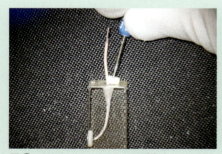

図⑤-9 ニッケルチタン製フィンガースプレッダーを引き抜く際は、きりもみ動作を再度行い根管内から取り出すがメインポイントが抜け出ないように注意。

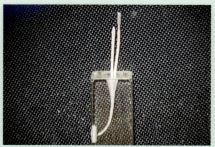

図⑤-10a ニッケルチタン製フィンガースプレッダーが挿入された付近までアクセサリーポイントをシーラー塗布なしで挿入。

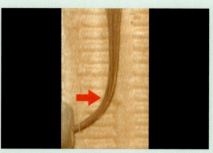

図⑤-10b 同部拡大写真。ニッケルチタン製フィンガースプレッダーの挿入されたところまでアクセサリーポイントが到達していることがわかる。

Chapter 3　根管充填と急患処置

図⑤-11a　再度、ニッケルチタン製フィンガースプレッダーを同様の動きで挿入するが、湾曲根管では作業長の3mm以内に届かない場合が多いので、挿入できるところまでで止める。
図⑤-11b　同部拡大写真。ニッケルチタン製フィンガースプレッダーが最初のアクセサリーポイントの少し上部に到達していることがわかる。

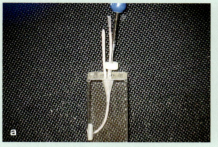
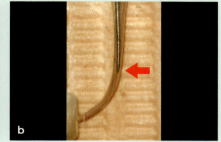

※前歯部のような単根や扁平根管では数回作業長の3mm以内に届くことがある。

12a	12b

図⑤-12a　アクセサリーポイントをシーラー塗布なしで挿入する。
図⑤-12b　同部拡大写真。挿入したアクセサリーポイントが最初のアクセサリーポイントの少し上部に到達していることがわかる。

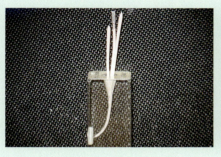
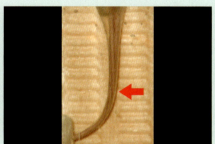

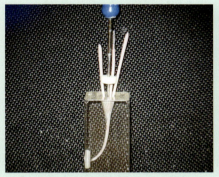
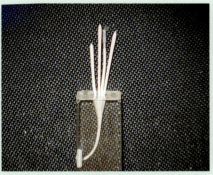
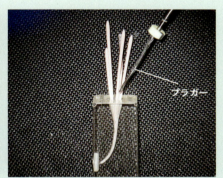

図⑤-13　さらに、再度ニッケルチタン製フィンガースプレッダーを抵抗があるところまで挿入する。

図⑤-14　アクセサリーポイントをシーラー塗布なしで挿入する。

図⑤-15　プラガーにより根管口部付近でガッタパーチャを焼き切る。（プラガー）

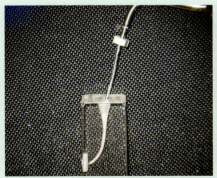
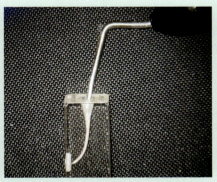
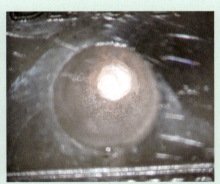

図⑤-16　再度、根管口部より低位で焼き切る。

図⑤-17　冷却したプラガーで焼き切ったガッタパーチャ切断面を平坦にする。

図⑤-18　根管口部から切断面が平坦になっているか確認する。加圧終了後はデンタルエックス線写真にて確認する。

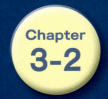

Chapter 3-2 歯髄炎および急性根尖性歯周炎での急患対応

歯髄炎の急性症状がある場合には、歯冠部歯髄の除去を第一に考える。けっして、すべての根管から歯髄を取り去ることは考えない。

1 下顎大臼歯歯髄炎の対応

下顎大臼歯の歯髄炎への対応がもっとも困難で、その場合には局所麻酔を十分効かせる必要がある。まずは伝達麻酔を行い、浸潤麻酔を根尖部粘膜から歯冠乳頭そして歯根膜麻酔を行う。歯根膜麻酔は頬側の近心と遠心の2か所で十分である。歯冠部歯髄除去後、水酸化カルシウム製剤を根管口部に置き、水硬性セメントで仮封し、咬頭干渉しないようにして鎮痛薬を2種類処方する。NSAIDsのロキソニン®（60mg×3錠）やボルタレン®（25mg×6錠）、またはアセトアミノフェンのカロナール®（500mg×6錠）を毎食後3回にて服用させる。

2 急性根尖性歯周炎の対応

急性根尖性歯周炎では内圧を下げるために尖通を試みる。膿が出てくればひと安心だが、ある程度吸引し、出血量が少なくなるまで待たなければならない。もしも時間がなく仮封できないようであれば、仕方なく解放にする。しかし、必ず翌日または翌々日の来院を確約し、コロナルリーケージを極力減らす努力が必要である。できる限り混合感染を起こさせないように配慮すべきである。

C NSAIDsのみで疼痛管理できない場合の対応

● アセトアミノフェンのカロナール®を同時に処方する。

たとえば、NSAIDsのボルタレン®（25mg）であれば1回1錠を最大1日3回（合計75mg）とし、アセトアミノフェンのカロナール®（500mg）1回2錠を1日3回（3,000mg）、3日間同時に服用してもらうことで、かなり疼痛を抑制できる（図C）。
※保険請求上はどちらか1種類のみ算定可。

図C　アセトアミノフェンのカロナール®錠500mg（上）とボルタレン®錠25mg（下）。

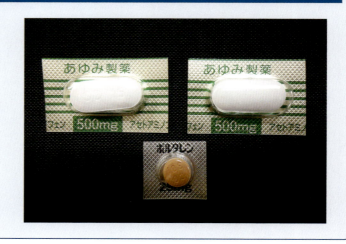

Chapter 4
保険での再根管治療

4-1　再治療におけるクラウン・ポスト除去

4-2　再治療におけるガッタパーチャ除去

4-3　レッジへの対応

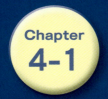

Chapter 4-1 再治療における クラウン・ポスト除去

1 クラウン除去

　診査・診断を行い、再根管治療を行うのか否かの意思決定をし、患者の合意が得られたならば、続いて治療計画を立てなければならない。

　根管内にアクセスするためにも歯冠部にクラウンが装着されている場合は、それを撤去する必要がある。クラウンが金属の場合はダイヤモンドバーまたはカーバイドバーを用いる。セラミックスや硬質レジンの場合は硬度の関係上、ダイヤモンドバーを使用する。

　米国ではクラウンを装着したまま咬合面に穴をあけて治療を始めることもあるが、パーフォレーションや治療の途中でクラウンが脱離したりする危険性があり、かつ内部が汚染されていて軟化象牙質の取り残しを起こす可能性もあるので、あまり推奨はできない。筆者も以前はこのような方法を採用することも多々あったが、現在では安全に行えるケースのみ採用している。できれば完全に撤去し、必要であれば隔壁を作製（14頁参照）して、治療を開始するほうが望ましい。

　クラウンは**図4-1-1**の手順で除去する（☞**56頁「専門医が教えるポイント⑥」参照**）。

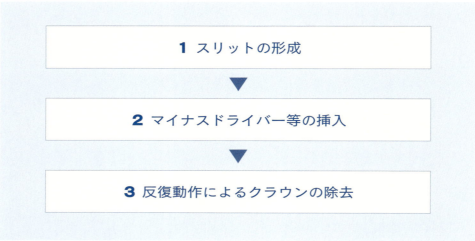

図4-1-1　クラウン除去の手順。

Chapter 4　保険での再根管治療

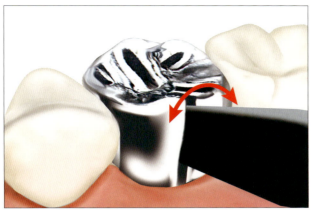

図4-1-2　マイナスドライバー等をこじ開けるように少しねじりながら反復動作を繰り返す。

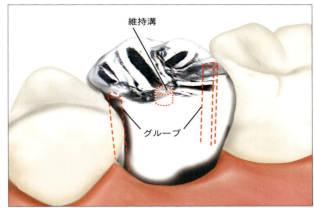

図4-1-3　もしクラウンがまったく動かなければ、クラウンの近心や頬側にグルーブが、咬合面に維持溝が付与されている可能性があるので、その場合は同部をすべて削り取る。

1　スリットの形成

　前歯部でも臼歯部でも、頬側から咬合面・切縁部を超えて舌側の一部に至るまで、バーで切り込みを入れてスリット（溝）を作る。
　切り込みを入れる際は、クラウンの金属部とコア部の金属部または歯質との境界面を確認する。溝の深さはクラウンの金属の厚みにもよるが、少しずつ削り、そのつど確認するほうが安全である。

2　マイナスドライバー等の挿入

　スリット形成後、その部分にマイナスドライバーや充填器、外科用チゼル、ヘーベルを挿入する。

3　反復動作によるクラウンの除去

　マイナスドライバー等をこじ開けるように少しねじりながら反復動作を繰り返し、撤去する（図4-1-2）。コア部や歯質に深く溝を形成してしまうと、除去する器具がコア部の金属や歯質に食い込んで、内部に力がかかるだけで撤去できないことになるので、注意する。その場合には、少し手前に引いてねじると除去できる。
　クラウン除去に強い力は必要なく、動かないからといって無理に過剰な力を掛けてしまうと歯にクラックを起こしたり、破折を生じたりするかもしれないので、注意する。
　もしもまったく動かなければ、クラウンの近心や頬側にグルーブが、そして咬合面に維持溝が付与されている可能性があるので、その場合は同部をすべて削り取り、再度除去用器具を挿入して試みる（図4-1-3）。
　稀にいくら削っても金属部との境界面が見られず戸惑うことがあるが、その場合は歯冠部とポストが一体型の歯冠継続歯の可能性が高い。そのようなときには、歯冠部を支台歯形成のように小さく削り、次項で述べるポスト除去のように超音波装置を用いて撤去する。

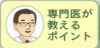 ## ⑥失敗しない！クラウン除去の基本ステップ&テクニック

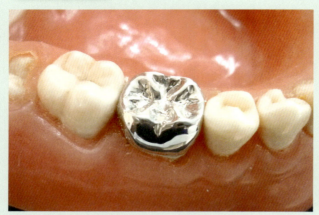

図⑥-1　金属クラウンを除去する場合、ダイヤモンドバーとドライバーで除去する（顎模型にて手順を説明。以下同）。

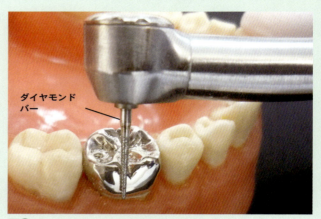

図⑥-2　シャンファーまたはフェザータイプのダイヤモンドバーを用いて、頬側から咬合面にかけてスリット（溝）を形成する。

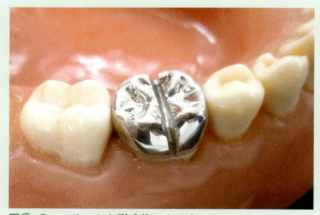

図⑥-3　スリットを形成後にクラウンとコアとのセメントラインを確認する。一定の厚みにもかかわらず確認できない場合には咬合面に円柱形の維持溝が形成されている可能性がある。その場合には咬合面を円形に大きく形成する。また近心にグルーブが形成されている場合は近心部を切削する。

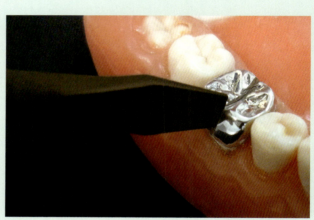

図⑥-4　頬側のスリットにマイナスドライバーを挿入する。

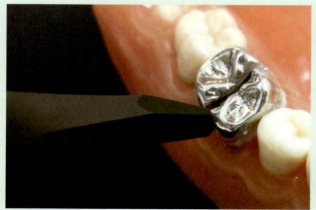

図⑥-5　少し回転を加える感覚でこじ開けるようにして除去する。

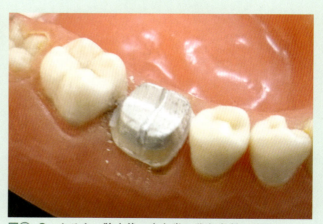

図⑥-6　クラウン除去後の支台歯の残存歯質を確認する。

Chapter 4　保険での再根管治療

2　ポスト除去

クラウン除去が無事に終了すれば、ポスト周囲のセメントラインの連続性やフェルール(84頁参照)の有無、残存歯冠部歯質量、そしてクラック等の確認を行い、ポスト部の除去を始める(☞58、59頁「専門医が教えるポイント⑦」参照)。

除去するポストには、ダウエルコア、スクリューポスト、ファイバーポスト等がある。除去法には、バーでの切削と超音波チップでの除去、そして除去用鉗子やプライヤー、または除去用器具での撤去がある。臨床ではこれらを単独もしくは複合させて除去を試みる。

1　ダウエルコアの除去

バーでの切削と超音波チップでの振動を利用したダウエルコア除去(症例11)の場合、金属から歯質に向かって削除を行い、残存歯質の温存を心がけ、不用意な歯質の過剰切削は慎むべきである。また歯冠部ポストが逆三角形のような形態になるまでバーで彫り込むように削除してしまうと、その後のスケーリング用の超音波チップ(図4-1-4)の振動により、根管口部でポストが破折し、根管内にポストだけが残り除去が困難になるので、注意する。

ポスト除去用鉗子(図4-1-5)は、ポストがほんのわずかでも動揺するようになってから使用すべきであり、まったく動いていない状態で無理矢理使用すると、歯の破折を招くので、その場合はレスキューボード(根面保護板、木村鉗子製作所)を併用する。

しかし、これらの方法でも撤去できないときは、細いカーバイドバーで慎重に切削しながら削り取るように除去する。大臼歯の各根管にポストが形成されている場合は、ロングネックのカーバイドバーにて歯冠部コアを分割した後に超音波チップにて除去する。

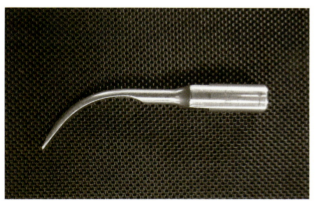

図4-1-4　スケーリング用SATELEC社製スプラソンチップ#2(白水貿易)。

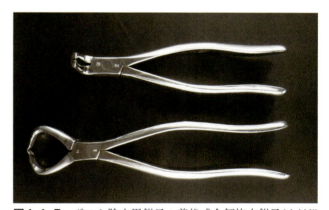

図4-1-5　ポスト除去用鉗子：兼松式合釘抜去鉗子(木村鉗子製作所)。ポストが少しルースになった後に使用する。

　Ⓓ 根管内にクラックを作らないために

- 超音波装置の過度の出力は慎む(図D-1)。
- 残存歯質が少ない場合に超音波装置の出力には留意する。

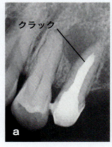 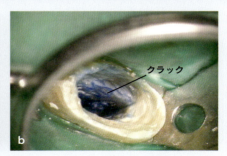

図D-1a,b　超音波チップに過度の出力を与えたことで、歯にクラックを起こした症例。

⑦失敗しない！ポスト除去の基本ステップ&テクニック

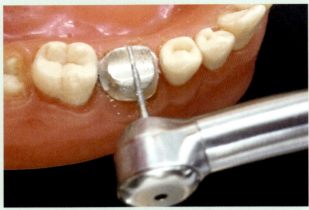

図⑦-1　近遠心にポストが存在する場合は、分割するため、咬合面にスリットを形成する（「専門医が教えるポイント⑥」に続く形で顎模型にて手順を説明。以下同）。

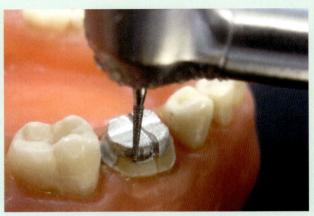

図⑦-2　金属から歯質に向かって残存歯質を温存するようにフェザータイプのダイヤモンドバーにてポストを切削する。

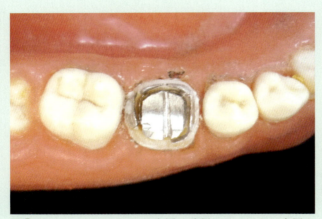

図⑦-3　セメントラインが全周に確認できるように金属を削除する。

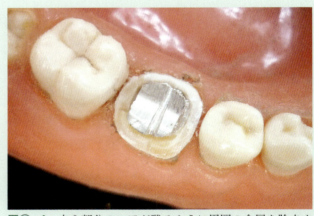

図⑦-4　中心部分のコアが残るように周囲の金属を除去する。

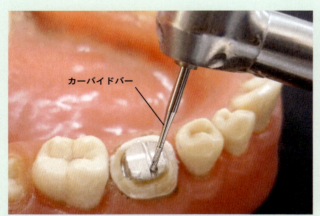

図⑦-5　カーバイドバーで、事前に形成した近遠心を分割するスリットに沿って頬舌的に切削を開始する。

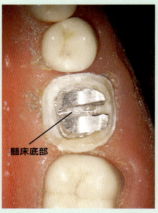

図⑦-6　切削中に髄床底部の歯質が確認できれば、それ以上深く切削しない。

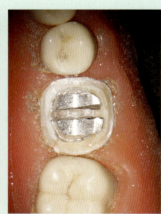

図⑦-7　頬舌的に切削が完了。

Chapter 4　保険での再根管治療

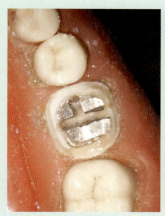
図⑦-8　近心根のポストが頬舌的に2つに形成されている場合には、さらに近遠心に切削し、頬舌的に分割する。

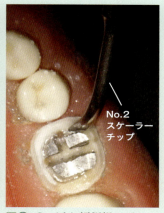
図⑦-9　近心頬側根のポストをヘラ型の超音波チップ(No.2スケーラーチップ)を用いて除去する(モード：スケーリングモード。出力：2からスタートし徐々に上げる。最高でも8くらいまで)＊。超音波チップはけっして強く押し当てない。ライトタッチで接触させる。

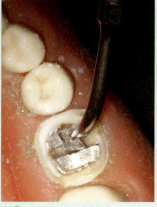
図⑦-10　近心頬側根のポスト除去完了。

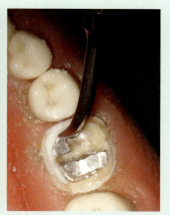
図⑦-11　近心舌側根のポスト除去を同様に開始する。

＊：使用器材はSATELEC社製P-Max(白水貿易)またはNSK Varios(ナカニシ)を推奨。

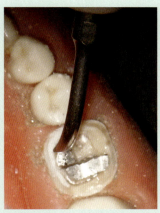
図⑦-12　近心舌側根のポスト除去完了。

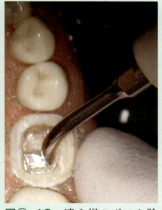
図⑦-13　遠心根のポスト除去も近心根と同様にヘラ型の超音波チップ(No.2スケーラーチップ)を用いる(モード：スケーリングモード。出力：2からスタートし徐々に上げる。最高でも8くらいまで)。

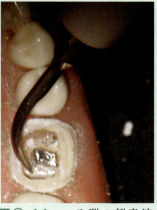
図⑦-14　ヘラ型の超音波チップは近遠心および頬舌的に色々な方向からライトタッチで当てる。

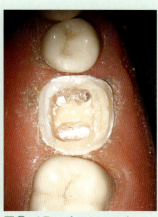
図⑦-15　ポストコアすべてが除去されたところ。クラックの有無や残存歯質量を確認する。

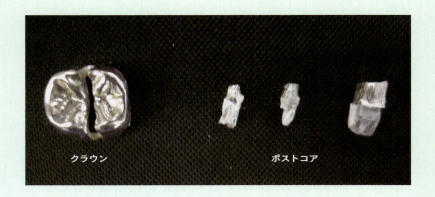
図⑦-16　除去されたクラウンとポストコア。

59

症例11　ポスト除去：下顎第一大臼歯（6）の再根管治療

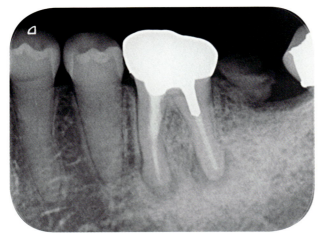

症例11a　遠心根にポスト形成がされており、第二大臼歯は残根状態。

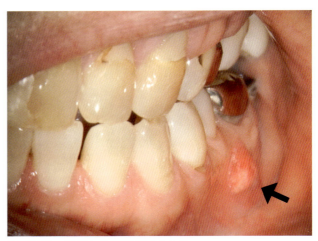

症例11b　頰側には膿瘍が見られる。

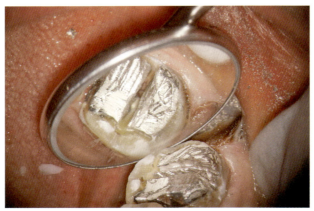

症例11c　クラウン除去後に近遠心にスリットを入れて分割。術前にポストの高さを計測し、ダイヤモンドバーをどのくらいの深度まで挿入できれば髄床底に穿孔しないかを確認する。

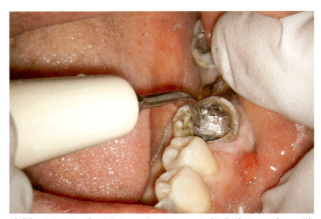

症例11d　まずは近心のポストコアを超音波チップにて除去。このとき、超音波装置はスケーリングモードで使用。

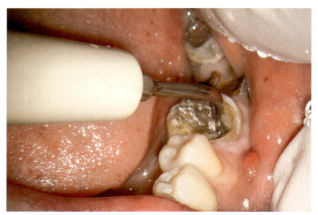

症例11e　近心に引き続いて遠心のポスト除去。

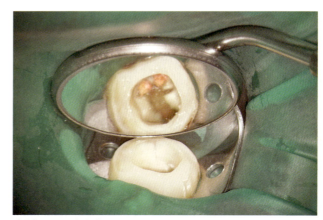

症例11f　除去後にコア用レジンにて隔壁を作製。無菌的治療を開始する。

Chapter 4　保険での再根管治療

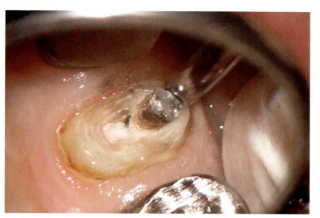

図4-1-6　超音波チップでのスクリューポストの除去。

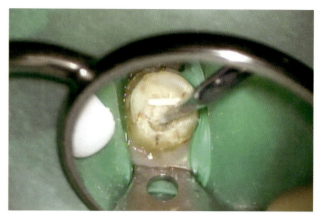

図4-1-7　超音波チップでのファイバーポストの除去。

2　スクリューポストの除去

スクリューポストの場合も、バーでの切削と超音波チップ、そしてプライヤー等での除去を、単独または複合の組み合わせで行う。通常はこの3つを順番に使用することが多い。

まずは根管口部までセメントやコア用レジンセメントを細いバーで削除し、スクリューポストの周囲に何も付着していないようにする。その後、ダイヤモンドがコーティングされているET-20D超音波チップを根管口部のスクリューポストの周囲に振動を当てるようにする（図4-1-6）。このときにスクリューポストの上端部に過剰な振動を与えるとポストの頭部が破折するので注意する。

そして、ポストが少し振動すれば、ホープライヤー等で反時計回りに回転させて撤去する。スクリューポストが振動していない段階で、プライヤーを用いてポストを逆回転させると引きちぎれるおそれがあるので、要注意である。

3　ファイバーポストの除去

ファイバーポストは、バーでの切削と超音波チップでの切削、そしてその両者を併用して行う方法で除去可能であるが、バーを多用する場合にはパーフォレーションを起こさないように細心の注意を払う。ファイバーポストは、繊維をレジンで固めているので、縦の繊維を破壊することにより切削が可能となる。

超音波チップ（CAP3やET-20DまたはE7Dのようなチップ）でレジンセメントやファイバーポストを除去すると黒色の切削片が見られ、象牙質になると白色の切削片が見られるので、識別する場合の参考にする（図4-1-7）。

このようにポスト除去では超音波装置を使用することが多く、必ず各種超音波チップの用途により、そのモードとパワー設定は厳守する必要がある。とくに細い形態のチップは、出力の設定を間違えると瞬時に破折する。また歯にクラックや破折を起こす可能性もあるので、不用意な器具操作は慎むべきである。

そして、もっとも重要なのは、超音波チップによって生じる発熱をどのようにして冷却させるかということである。Eriksson AR[27]は、冷却を怠ると歯周組織に大きなダメージが加わり、10℃以上の温度上昇が1分以上続くと危険であると述べている。最悪の場合には歯肉壊死や骨壊死をも招くこともあり、十分注意する。基本的には注水と無注水を繰り返しながら器具操作を行い、必ず吸引による冷却を併用する。

61

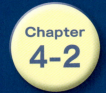

Chapter 4-2 再治療におけるガッタパーチャ除去

1 歯冠部1/2の除去

　根管内に残存しているガッタパーチャ除去（症例12）は、歯冠部1/2と根尖部1/2の部分に分けて除去を試みる（☞64、65頁「専門医が教えるポイント⑧」参照）。

　まず歯冠部1/2のガッタパーチャ除去には、ニッケルチタン製ロータリーファイルとヒートプラガー、超音波チップの3種類での除去法があり、これも単独または組み合わせた方法で試みる。

　まず超音波チップで軟化し、除去する。続いて、ニッケルチタン製ロータリーファイル（筆者は、滅菌回数が8回を超えたバイオレイスのBR0・BR2・BR3を、それ以降は除去用ニッケルチタン製ロータリーファイルとして使用している）での除去を行う。このとき、回転数は600〜800rpm（器材により500〜700rpmで使用することもある）の高回転で行う。根管中央部付近内壁に残ったガッタパーチャは、スクレイパー等でおおまかに除去しておく。

2 根尖部1/2の除去

　根尖部1/2は、引き続きニッケルチタン製ロータリーファイルでの除去とガッタパーチャ溶解剤での除去がある。

　筆者はニッケルチタン製ロータリーファイルで除去を行う場合が多く、ほとんど溶解剤は使用しない。ガッタパーチャ溶解剤を使用する場合は、根尖部付近で多量に使用すると、解けたガッタパーチャの皮膜が根管内壁に残留し、根管洗浄を阻害したり、根管内での接着に影響を及ぼすので、その使用には配慮すべきである。

　根尖部数ミリに取り残されたガッタパーチャの除去には、超音波チップのET-25（図4-2-1）や、AMファイル#25を、まずエンドモードで使用する。

　その後、ガッタパーチャリムーバー（図4-2-2）を用いて、根管内壁に付着している残存ガッタパーチャを除去する。

　ガッタパーチャ除去を行っている最中に根尖部から飛び出してしまったら、引っ張り上げて除去するか、もしくは押し出して外科的に除去するかどちらかである。飛び出たガッタパーチャは、改良したHファイルを使用する場合が多い。引っ張り上げることができたとしても根尖部は破壊されていることが多く、その場合には作業長を1.5〜2mm短くして再形成するか、もしくはMTAセメント（目的外使用。承認されている適用範囲を超えて使用する場合は、患者に十分な説明を行い、理解と同意を得る必要がある）でアピカルプラグ（根尖部の封鎖）を行うか、またはカスタマイズしたガッタパーチャを作製し、充填することになる。

　根管内と連続性のない飛び出たガッタパーチャは、生体の反応による被包化を期待するか、外科的に除去する。ガッタパーチャ除去に完璧な方法はなく、いろいろな方法を組み合わせて除去せざるをえないので、諦めずトライしてほしい。

Chapter 4　保険での再根管治療

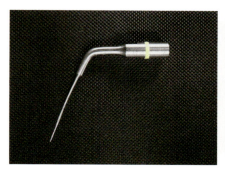
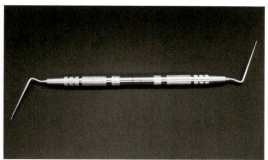

図4-2-1　超音波チップ：チタンニオビウム合金製ET-25（白水貿易）。
図4-2-2　ガッタパーチャリムーバー：スピアー（YDM）。

症例12　ガッタパーチャ除去：下顎第一大臼歯（6）の再根管治療

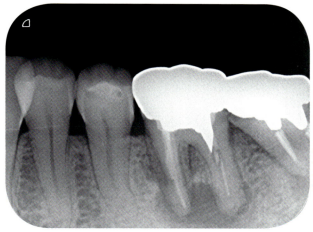

症例12a　他医院で抜歯と診断されたが保存希望で来院。近遠心につながる病変が見られ、とくに近心根は根尖付近までガッタパーチャが充填されており、遠心根は外部吸収のような所見が見られる。

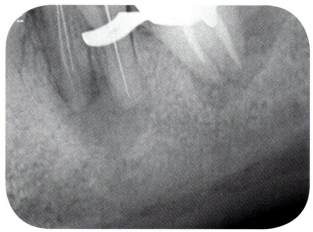

症例12b　ニッケルチタン製ロータリーファイルと超音波チップ（ET-25およびAMファイル）にてガッタパーチャ除去後に作業長を決定。

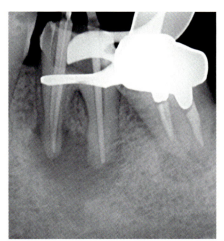

症例12c　メインポイントの試適。

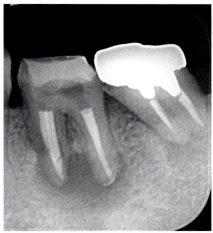

症例12d　根管充填後（拡大号数　MB：#40/04，ML：#40/04，D：#60/02）。

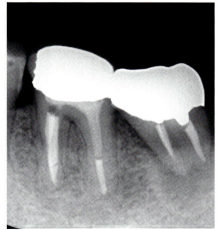

症例12e　術後4年。病変は消失し、遠心根でのオーバーフィリングしていたシーラーは吸収されていた。

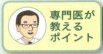 専門医が教えるポイント

⑧失敗しない！ ガッタパーチャ除去の基本ステップ&テクニック

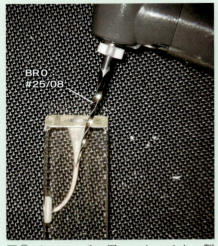
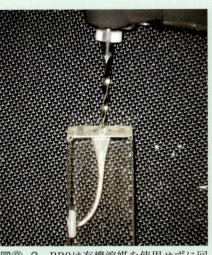
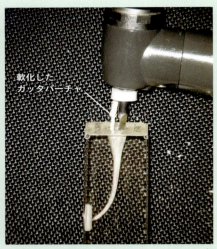

図⑧-1　エンジン用ニッケルチタン製ロータリーファイルバイオレイスBR0（#25/08）を用意する。BR0はトライオートZX2(回転数600rpmトルク1Nに設定)に装着して使用する(プラスチックブロックにて手順を説明。以下同)。

図⑧-2　BR0は有機溶媒を使用せずに回転摩擦でガッタパーチャを軟化させながら除去する。

図⑧-3　軟化したガッタパーチャが歯冠側に巻き上げられながら除去される。

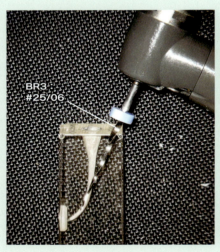
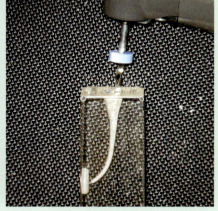
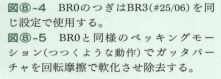

図⑧-4　BR0のつぎはBR3(#25/06)を同じ設定で使用する。
図⑧-5　BR0と同様のペッキングモーション(つつくような動作)でガッタパーチャを回転摩擦で軟化させ除去する。

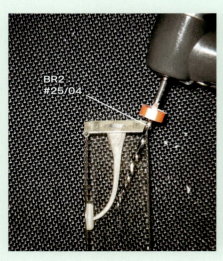
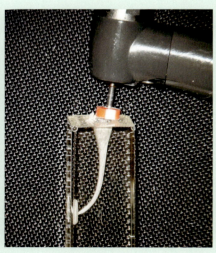

図⑧-6　BR3に続いてBR2(#25/04)を同じ設定で使用する。
図⑧-7　ポストスペースがない場合にはこの手順で行い、ポスト除去後はBR3から使用する。

Chapter 4 保険での再根管治療

8 | 9

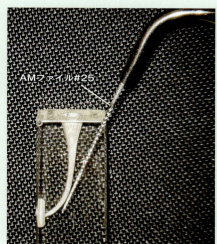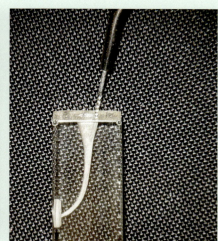

図⑧-8 根尖付近はAMファイル#25を超音波装置のペリオモードで使用する。モードは徐々に上げるようにする。
図⑧-9 湾曲根管ではファイルに少しプレカーブを付与して用いる。

10 | 11

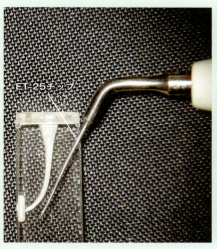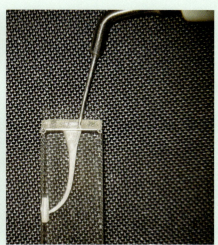

図⑧-10 さらに取り残しの部分はET-25超音波チップをエンドモードで使用して除去する。
図⑧-11 このチップも湾曲根管の場合は少しプレカーブを付与する。

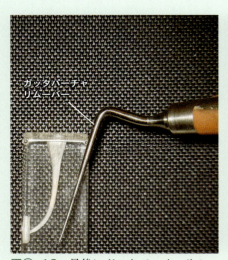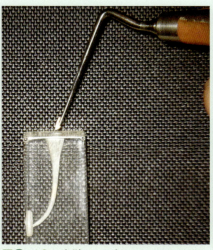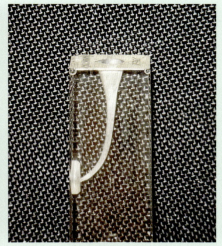

図⑧-12 最後にガッタパーチャリムーバーで除去を行う。

図⑧-13 内壁にへばりついているガッタパーチャをリムーバーの先端部分で引っ掛けて除去する。

図⑧-14 除去後はデンタルエックス写真にて確認する。取り残しがあれば再度図⑧-8に戻り繰り返す。

65

Chapter 4-3 レッジへの対応

1 ブロックを起こした場合の対応

運悪くブロックを起こしてしまったら、まずは焦らずどの位置でブロックしているかをデンタルエックス線写真で確認し、EDTA(キレート剤で無機質脱灰作用を有している)で一度洗浄する。

その後EDTAを根管内に1分間貯めておき、超音波装置でアジテーション(撹拌)を行い、もう一度EDTAで根管内を洗い流す。

続いて、＃06のCプラスファイルの先端に潤滑剤(RC-Prep®等)を少量付けて、きりもみ動作で根尖方向に力を少し加えながらファイルを進めていく。このとき注意する点は、無理やりグリグリと操作しないことである。少しでも抵抗感が感じられれば、大きな番手のファイルではなく、小さな番手のファイルに下げてファイリングする。

もしも＃10のCプラスファイルで進まなければ、＃06のCプラスファイルに戻り、もう一度始めからやり直す。これはレッジ(根管内に段差が生じること)や、その後のトランスポーテーションを防ぐためである。

2 レッジへの対応

プレカーブを付与したステンレススチール製Kファイルを最初に使用し、その後、プレカーブを付与したテーパードニッケルチタン製手用GTファイル(図4-3-1)を使用すると、効率的にレッジのバイパス形成を行うことができる(症例13)。

また、バイパス形成修正部を早期に拡大し、十分なグライドパスを確保すれば、ニッケルチタン製ロータリーファイルの使用時にレッジ部分に誘導されることなくオリジナル根管に追従し、かつ安全に使用できると考えられる。そのためにも02テーパーよりもテーパードの付与されたファイルにて、レッジ部分を修正することが必要である。使用する手用GTファイルには06〜12テーパーを有した種類があり、刃部は反時計方向に加工されておりnon-end cuttingが特徴である。

レッジに対する手順は次頁のとおり(図4-3-2)。

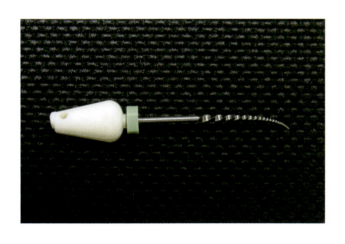

図4-3-1　ニッケルチタン製手用GTファイル(デンツプライシロナ)。

レッジへの対応手順

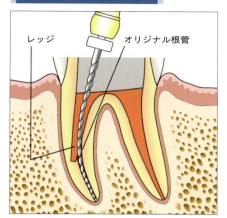

図4-3-2a　プレカーブを付与したKファイル#10～#15によるバイパス形成。

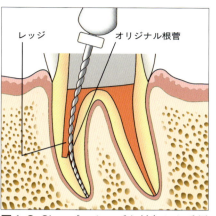

図4-3-2b　プレカーブを付与した手用GTファイル#20/06～10による修正形成。

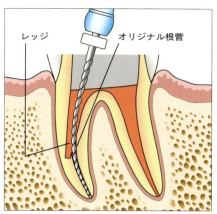

図4-3-2c　プレカーブを付与したKファイル#10～#15によるガイド形成。

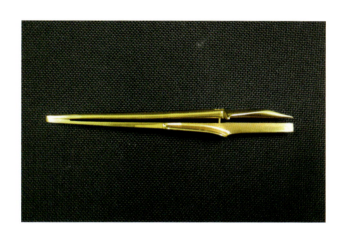

図4-3-3　エンドベンダー（ヨシダ）。Kファイルにプレカーブを付与する。

1　プレカーブを付与したKファイル#10～#15によるバイパス形成

多くの場合、湾曲根管の内側にオリジナルの根管が取り残されていることがあり、この部分に、まずヤングプライヤーまたはエンドベンダー（**図4-3-3**）で、Kファイル（#10～#15）にプレカーブを付与する。

根管の全周をペッキングモーションで、オリジナルの根管を探索する。バインドしたところでラバーストッパーの位置を確認し、ショートストロークのファイリングを行って、根管の中からファイルを抜かないように注意する。

2　プレカーブを付与した手用GTファイル#20/06～10による修正形成

バイパスの形成後、続いてプレカーブを付与した手用GTファイル#20/06～10を、ラバーストッパーを湾曲の方向に合わせて挿入し、バインドしたところで、もう一度ショートストロークのファイリングを行う。

3　プレカーブを付与したKファイル#10～#15によるガイド形成

手用GTファイルで修正された根管を、再度#10～#15のKファイルにてガイド形成する。

ガイド形成後、ニッケルチタン製ロータリーファイルで根管形成を完了させる（**症例13**）。

症例13　レッジ症例：下顎第一大臼歯（6⃣）の再根管治療

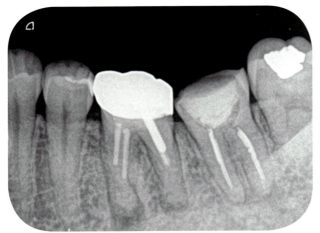

症例13a　近遠心根に根尖病変が見られ、どちらも直線的に充填されている。

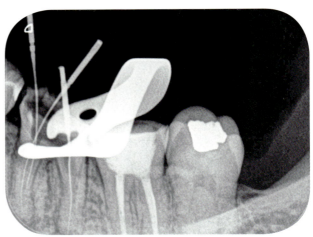

症例13b　バイパス形成後に作業長を決定。

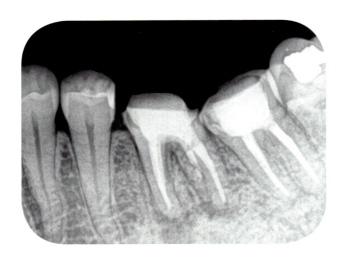

症例13c　根管充填後では、遠心舌側根のレッジはクリアできなかった（拡大号数　MB：#50/04，ML：#50/04，DB：#55/02，DL：#50/04）。

 失敗回避のABC

E レッジを生じさせないために

- 湾曲根管では無理にニッケルチタン製ロータリーファイルを押し付けない。
- 湾曲が厳しい場合は、柔軟性が高くプレカーブが付与できるマルテンサイト相（高い柔軟性、破折抵抗性、形状記憶性がある）に傾倒したファイル（図E）を用いて根管形成する。

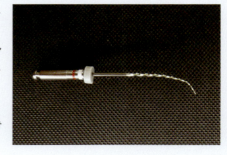

図E　NEX NiTi FILE Ms（ジーシー）。柔軟性があり、プレカーブも付与できる。

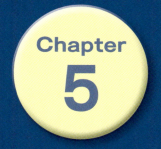

偶発症への対応

5-1　パーフォレーションへの対応

5-2　破折ファイル除去

5-3　開かない根管への対応

Chapter 5-1 パーフォレーションへの対応

1 "非外科的"か"外科的"か対応を決定する

具体的な治療法は、①非外科的修復法、②外科的修復法、③両者を組み合わせた方法、が挙げられる。いずれを選択するか、その決定においては、器具到達性、視認性、大きさ、歯周病の状態、根管治療そのものの質、口腔衛生状態、術者の技術と経験、その歯の重要性を考慮してアプローチする必要がある。具体的な対応は表5-1-1のとおりである。

表5-1-1に挙げた以外の治療法には、ルートアンプテーション（歯根切除）、ヘミセクション（歯根分割）、意図的再植、矯正的挺出があるが、抜歯の決断をせざるをえないこともある。いずれにしても的確な診査診断が重要であり、かつ患者とよく話し合い、方向性を決定する必要がある。

表5-1-1 部位別にみたパーフォレーションへの対応。

パーフォレーションの部位など	修復法
歯冠側1/3　歯肉縁上	通常の5級窩洞修復に準じた修復
歯冠側1/3　歯肉縁下・骨縁上	フラップオペを行い修復
歯肉縁上・骨縁下および中間部1/3でアクセス可能なストリップパーフォレーション	非外科的修復法
中間部1/3でアクセス不可能なストリップパーフォレーションやリペア失敗症例	非外科的－外科的修復法の組み合わせ
根尖部1/3	外科的修復法

2 非外科的修復法の手順

ここでは一般開業歯科医で対応することが多いと思われる、非外科的修復法（症例14）の治療手順（図5-1-1）についてのみ提示する。

1 パーフォレーションの位置と大きさの確認

位置と大きさを確認し、器具操作が可能か確かめる。

2 肉芽組織の除去

水酸化カルシウム、電気メスなどで根管内に侵入している肉芽組織を除去する。

3 洗浄・止血

ヒポクロを用いて、ていねいに洗浄し、止血を行う。このとき完全止血する必要はない。

Chapter 5　偶発症への対応

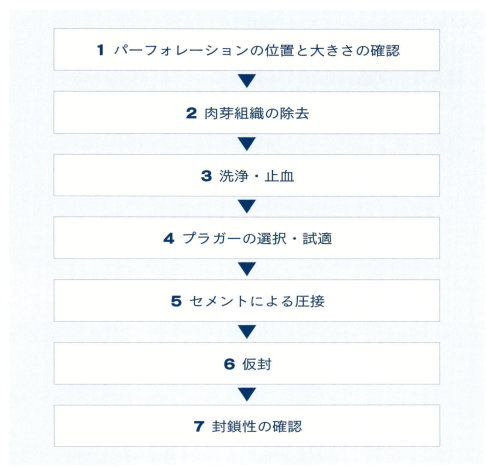

図5-1-1　非外科的修復法によるパーフォレーションへの対応。

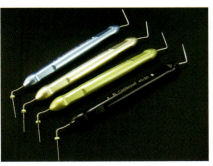
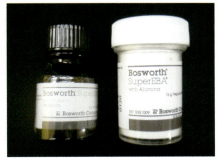

図5-1-2　根管充填用プラガー：S-コンデンサー（Obutura／モリタ）。
図5-1-3　歯科用酸化亜鉛ユージノールセメント：Super EBA®セメント（Bosworth／茂久田商会）。

4　プラガーの選択・試適
使用するプラガー（図5-1-2）を選択し、試適を行う。

5　セメントによる圧接
Super EBA®セメント（図5-1-3）を円錐状にして穿孔部に充填し、プラガー（S-コンデンサー）でゆっくりと圧接する。

6　仮封
充填完了後Super EBA®セメントの上に水硬性セメントで仮封する。

7　封鎖性の確認
次回来院時にSuper EBA®セメントの封鎖性を確認する。

症例14 穿孔修復症例：上顎第一大臼歯(⎿6)の再根管治療

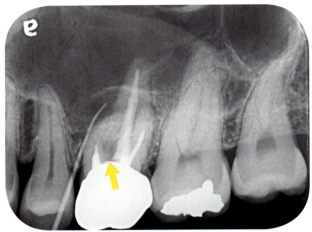

症例14a 術前のデンタルエックス線写真。近心部の瘻孔からガッタパーチャを挿入。

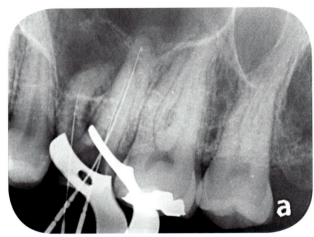

症例14b まずは作業長を決定。

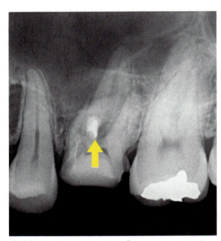

症例14c Super EBA®セメントでパーフォレーション部を修復。

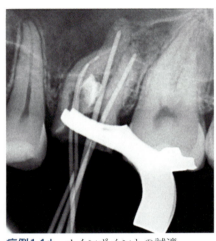

症例14d メインポイントの試適。

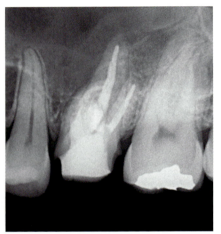

症例14e 根管充填後（拡大号数 MB：#50/04, DB：#50/04, P：#60/02）。

失敗回避のABC　Ｆ パーフォレーションを防ぐために

- アクセス時やダウエルコアを除去する場合に使用するバーの長さを把握し（図F-1）、それ以上深く切削しない。
- ストリップパーフォレーションを防止するためにピーソーリーマーや先端号数の大きいGGバー（ゲーツグリテンバー：GG3～4）はできる限り使用しない（図F-2）。

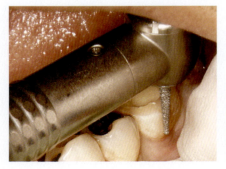

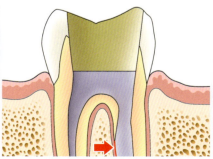

図F-1 使用するバーの長さを把握しておく。

図F-2 歯根の軸方向を意識せずにピーソーリーマーやゲーツグリテンバーを用いると、歯根の内湾部にパーフォレーション（矢印）が発生する。

Chapter 5-2 破折ファイル除去

1 "除去"か"除去の必要なし"かの2つに分けて考える

術中にファイルが破折した場合には2つに分けて考える（**表5-2-1**）。

①ラバーダム防湿下で根管拡大・根管形成が初期〜中期の段階での器具破折

→細菌の除去または減少が十分達成されていないので除去を考えるほうがよい。

②十分な根管形成・洗浄が終了した段階で器具が破折した場合

→除去する必要はないと考える。

たとえば、生活歯髄を抜髄している場合に、根尖部でぴったりとファイルが破折すれば除去する必要はないと考えられる（生活歯髄であるため、感染の程度は失活歯や再治療歯に比べて低いと考えられることも考慮）。また、失活歯でも根尖病変がデンタルエックス線写真では見られず、症状もなく、形成の終盤における根尖付近のファイル破折であれば、その上端まで十分に洗浄を行い、水酸化カルシウムで一度貼薬し、その後、緊密に充填して経過観察を行う。積極的に除去はしない。

表5-2-1　破折ファイルへの対応。

ファイルが破折した際の治療段階	対応
①ラバーダム防湿下で根管拡大・根管形成が初期〜中期の段階での器具破折	▶ **ファイル除去** 細菌の除去または減少が十分達成されていないため
②十分な根管形成・洗浄が終了した段階で器具が破折した場合	▶ 除去の必要はない

2 超音波チップを使用した破折ファイルの除去法

表5-2-1の2つの項目から判断して、「除去する」との意思決定がなされたら、つぎに根管内から除去可能か否かを決定する。無理に根管内から除去する必要はなく、外科的除去（歯根端切除術や意図的再植術を同時に行う）も必ず選択肢に入れておき、根管内からの除去を試みるもできずに、外科的除去に移行することもあると、患者にも術前に説明すべきである。

超音波チップを使用した破折ファイルの除去法を、ステージングプラットフォームテクニック（**図5-2-1**）とよび、破折片の上部に基底面を形成し、除去用超音波チップ（ET-25）の先端を、歯質と破折片の隙間に挿入して除去する方法である（**症例15**）。

根管内を湿潤状態（シリンジで洗浄液もしくは精製水を根管内に満たしておく）にしておき、破折片の内湾側からチップの振動をほんの少し上下的に与え、キャビテーション効果を併用しながら行う。この操

ステージングプラットフォームテクニック

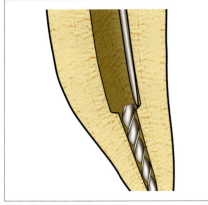

図5-2-1a　破折片断端上部に平らな面を超音波チップで形成する。

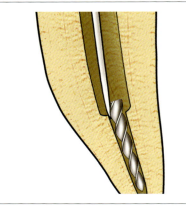

図5-2-1b　除去用超音波チップを湾曲の内側に挿入し、振動を破折ファイルの頬舌的にまたは反時計回転でライトタッチで接触させる。

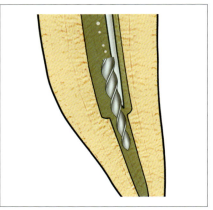

図5-2-1c　根管内を洗浄液でときどき満たし、ドライとウェットを交互に行い、キャビテーション効果を併用する。

作を繰り返し行うと根管内から破折ファイルが飛び出すように除去できる。このとき、超音波装置のモードはエンドモードにし、パワー設定は低いレンジから徐々に上げていく。いきなり高いパワーでは使用しない。そうしないと、チップの先端がすぐに破折したり、超音波チップによる根管内クラックや歯根破折という二次傷害を生じかねない。

また、ドライの状態のみで器具操作をすると、発熱にともない、歯周組織にダメージを与えることになるので、根管内を湿潤状態とドライ状態の交互に操作を行い、冷却はけっして怠らない。

除去できなかった場合は、無理をせずに諦めて形成したところまで洗浄し、緊密に根管充填を行い、専門医での外科的除去の依頼に切り替える。

G ファイルの破折を防ぐために

- 使用回数を決めて導入し、たとえ1回の使用でも使用後にファイルの変形が確認された場合は、速やかに廃棄する。
- 滅菌回数（図G-1）や使用回数等の使用制限のルールを決める（医院独自に決定）。
- 湾曲根管や狭窄根管でのニッケルチタン製ロータリーファイルの使用回数を制限する（図G-2）。

| 1 | 2 |

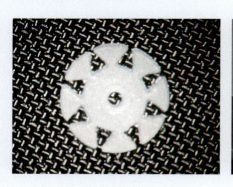
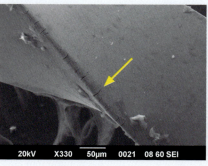

図G-1　セーフティメモディスク（白水貿易）。滅菌するごとに外側の花弁を取り去る。
図G-2　ファイルに生じたクラック（矢印）。

Chapter 5　偶発症への対応

症例15　破折ファイル除去症例：下顎第一大臼歯（6̲）の再根管治療

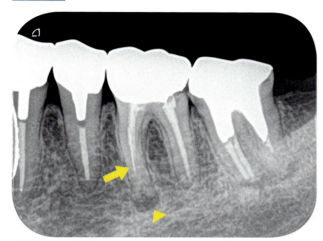

症例15a　術前のデンタルエックス線写真では近心根に破折ファイル（矢印）と根尖病変（矢頭）が見られる。

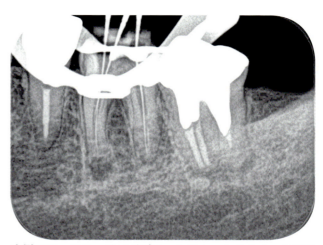

症例15b　ステージングプラットフォームテクニックにて除去し、作業長を決定する。

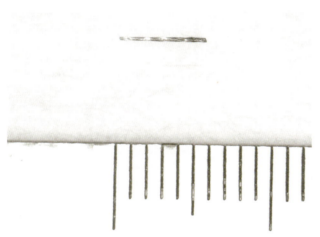

症例15c　除去した破折ファイルは約6mm。

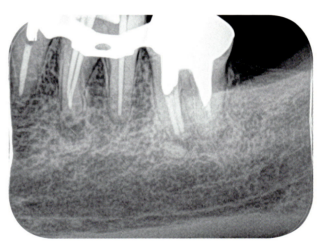

症例15d　メインポイントの試適。

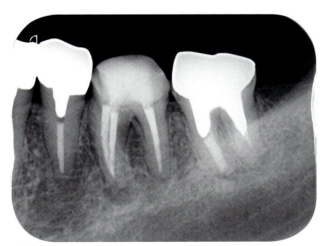

症例15e　根管充填後（拡大号数　MB：#50/04, ML：#50/04, D：#50/04）。

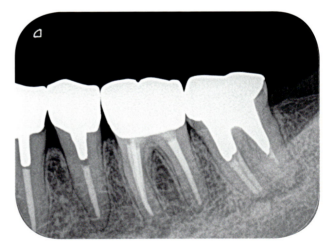

症例15f　補綴後約1年。病変は消失している。

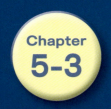

Chapter 5-3 開かない根管への対応

1 開かない根管に対する治療手順

以下の手順で対応する(図5-3-1)。

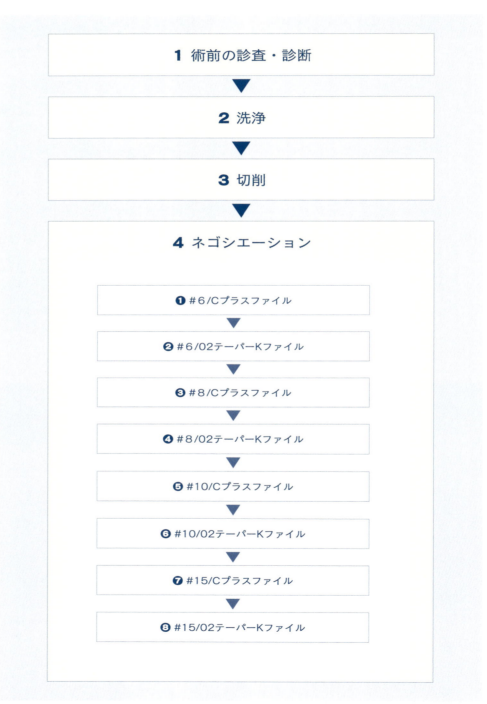

図5-3-1 開かない根管への対応手順。

Chapter 5 偶発症への対応

1 術前の診査・診断

術前のデンタルエックス線写真で髄床底までの距離をおおよそ計測しておき、実際に使用するバーではどれくらいの深さまでが安全かを確認しておく（**症例16**）。もちろん歯軸傾斜の近遠心方向（angulation）と頬舌方向（inclination）を視認することも忘れてはならない。また、マイクロスコープやルーペを使用して根管口の解剖学的位置関係や左右対称性、発育溝を探針等で探索する。天蓋の取り残しや歯髄結石は、その後の器具操作の妨げになるため、超音波チップや小さなスプーンエキスカベーターで十分精査する。

2 洗浄

微細な歯髄結石を根管口内に押し込まないように、根管口をよくヒポクロで洗浄する。使用する超音波チップは、先端が円形のET-BDまたはE15D（ナカニシ）を用いる。選択するモードはエンドモード以下で、パワーは徐々に上げながら5～8までの範囲内で行う。とくに大臼歯の場合、探索のための切削は髄床底から1～1.5mmまでが限界で、これ以上は危険であり、そのためのランドマークを忘れないようにする。

3 切削

超音波チップでの切削は、無注水で探索し、その後冷却を行う。これを繰り返し行うが、けっして冷却を怠らないように注意する。冷却をまったくせずに、またはあまりせずに切削を行うと、歯肉壊死や骨壊死を引き起こす可能性があるので留意する。

まず根管口を明示するためにメチレンブルーを使用し、色素で染色されているところがあるか確認する。または、エンド用探針やマイクロファイルでの探索、ヒポクロでのバブルテストを行い、根管の入り口を探る。少しファイルの食い込むところが発見できれば、安全のため、そのつどデンタルエックス線写真を撮影し、オリジナルの根管か、逸脱した根管か確認しながら進める。

4 ネゴシエーション

続いてネゴシエーションを試みるが、ファイルには潤滑剤（RC-Prep®など）を使用して、ウォッチワインディングモーション（腕時計の竜頭を巻くような動作で、約30～60°時計回りで根管壁にファイルを食い込ませて、そのまま引き上げる。続いて反時計回りで同様の動作を行う。これらを繰り返す。26頁参照）の器具操作を行う。このときに穿通性の高いCプラスファイルを使用すると比較的ネゴシエーションしやすい。このファイルは、テーパーが04～05とユニークなデザインで、石灰化根管や狭窄している場合に用いられる。

図5-3-1の「**4　ネゴシエーション**」内に、使用するファイルの手順を❶～❽で示す。各ステップを繰り返し行いながらファイルを根尖方向に進める。

ネゴシエーションを行うときにEDTAを長時間使用すると根管が開くと思っている歯科医師もいるが、これは大きな間違いであり、器具操作をせずに根管内に液体を貯留させる場合は1分間を限度とし、それ以上は置いておかない。過剰脱灰が起こり、象牙細管がびらん状態となって、ファイルがどこでも突き刺さる状態になるので危険である。ただし、器具操作を行いながら使用している場合は、この限りではない。

ネゴシエーションを行う場所には、根管口付近と根尖部付近の2つがある。根尖部付近ではファイルをプレカーブさせて使用し、根尖部の急な湾曲に対処するため360°回転させて、根尖孔がどの方向か探索する。

症例16　開かない根管症例：上顎第一大臼歯（6⏌）の再根管治療

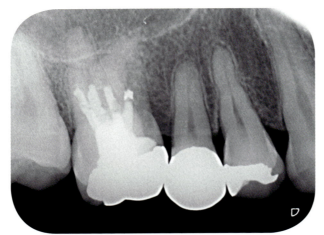

症例16a　術前のデンタルエックス線写真では4根とも根管の半分までしか充填されておらず、根尖部にかけて歯髄腔が確認できない。

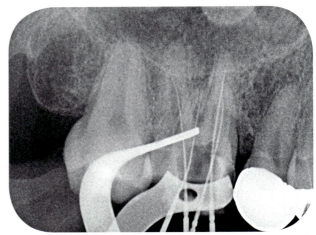

症例16b　Cプラスファイルにて石灰化根管をクリアし、作業長を決定する。

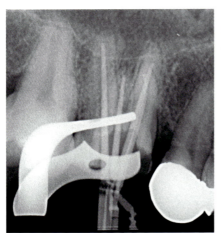

症例16c　メインポイントの試適。

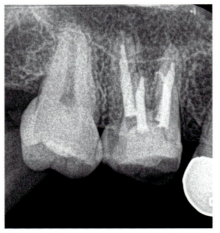

症例16d　根管充填後（拡大号数　MB1：#50/04，ML：#50/04，DB：#50/04，P：#60/02）。

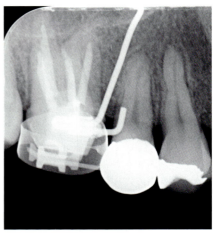

症例16e　術後。矯正歯科にて動的治療が開始された。

2　それでもうまく開かない場合の対処法

　図5-3-1の1～4のステップを踏んでもうまく開かなければ、無理矢理そのまま形成するのではなく、進まなくなったところまでを十分洗浄し、緊密に根管充填を行い、予後観察に移行する。

　症状の改善や臨床的に治癒傾向を示さなければ、外科的（歯根端切除術または意図的再植）に対応する。無理にそのまま直線化形成を行ったり、パーフォレーションを起こすよりも、生物学的にはこちらのほうがより保存的である。前項と同様に専門医での外科的治療の依頼に切り替える。

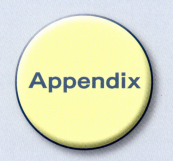

エンドのそこが知りたい Q&A 30

筆者の医院の勤務医や講習会等に参加した、主に20〜30代の若手の先生方から寄せられた根管治療に関する質問にお答えしています。

Q1 石灰化根管は開けるべきでしょうか？

A できるところまで根管形成を行い、それ以上進まなければその時点で終了し、十分根管洗浄をして緊密に根管充填を行います。その後経過観察をして、予後の判定を行います。症状の緩和や、病変の縮小傾向がみられれば良好です。変化がない場合は、専門医に紹介のうえ、外科的歯内療法に移行します。

Q2 隔壁はどのようなときに必要ですか？

A 仮封の厚みが3mm確保できない場合には、隔壁を必ず形成します。材料はコア用レジンやグラスアイオノマーセメントで作製します（作製方法は14、15頁参照）。

Q3 仮封に用いる材料はどれが一番よいでしょうか？

A 除去しやすく十分漏洩を防止できる材料であればどの材料でもよいですが、一般的には水硬性セメントが扱いやすいです。

Q4 MB2（近心頬側第2根管）がなかなか探索できないのですが、よい方法はありますか？

A 2根管性といってもさまざまなバリエーションがあり、最後まで形成できるものや、途中で形成できなくなるものなど、一筋縄ではいきません。34、35頁に上顎大臼歯における探索手順を3つのステップで詳細に解説していますので、ご確認ください。

Q5 レッジ（根管内に生じた段差）を克服するコツを教えてください

A プレカーブを付与したステンレススチール製のKファイルを最初に使用し、つぎにプレカーブを付与したニッケルチタン製手用GTファイルを使用することで、効率的にレッジ部分にバイパスを形成することができます（詳細は66〜68頁参照）。

Appendix　エンドのそこが知りたいQ&A 30

Q6　根尖破壊はどのように対処すればよいでしょうか？

解剖学的根尖孔(#25〜#30)の大きさを超えて拡大されていると根尖破壊と考えられ、一般的には#70〜#80以上の場合と思われます。その場合には、歯根が長ければ作業長を1.5mmくらい短く設定し、再形成を行います。そうでなければ、その長さ・大きさにカスタマイズしたガッタパーチャを作製し、あまり加圧せずに根管充填します。または水酸化カルシウム製剤やMTAセメント（目的外使用）を用いて根尖を閉鎖し、根管充填します。

Q7　効率的なガッタパーチャの除去法はありますか？

どの方法が最善であると答えるのは難しく、いろいろな方法を組み合わせて行うものと考えるとよいでしょう。筆者の考える方法については62〜65頁に掲載していますので、参考にしてください。

Q8　支台築造をする際のシーラーの除去法について教えてください

酸化亜鉛ユージノール系シーラーは、まず根管内にEDTA（エチレンジアミン四酢酸）を貯留させて超音波チップ〔E7D（ナカニシ）またはET-20D（白水貿易）〕を用いて除去します。または消毒用アルコールで除去します。

Q9　再根管治療後の治癒はどれくらい待てばよいでしょうか？

根尖病変を有する症例では1年くらいは経過観察しますが、一般的には3〜6か月待ちます。デンタルエックス線写真における病変の縮小傾向、そして臨床症状の改善がみられれば、最終修復処置に移ります。

Q10　抜髄後の疼痛は残髄炎でしょうか？

抜髄といっても完全には歯髄組織を除去できませんので、どこかしら歯髄組織の一部が残存しています。ですので、根管治療では毎回浸潤麻酔を行ったうえで処置を行います。無麻酔では根尖部やその付近に側枝が存在すると知覚が残っていますので、痛みを訴えられることがあります。なお残髄と残髄炎は別ですので、お間違いなく。

Q11　最終拡大号数はどのように決めればよいでしょうか？

A 症例により変わりますが、下記の各歯種による拡大号数の目安を参考にしてください。ただし、あくまでも目安ですので、実際は状況に応じて、そのサイズから少し大きくしたり、または反対に小さくしたりして対応します。

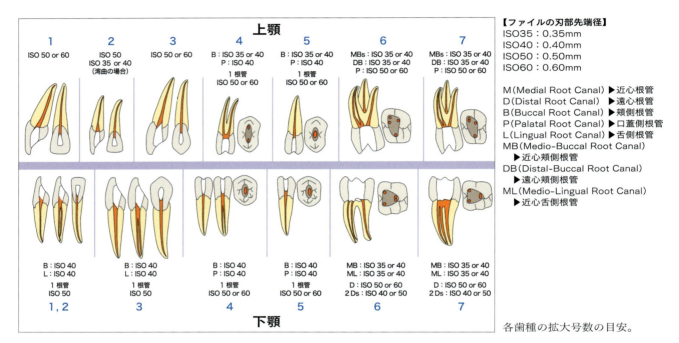

各歯種の拡大号数の目安。

Q12　どうすれば効率的に水酸化カルシウム製剤を除去できますか？

 試薬を使用する場合は、根管内に根管洗浄液を貯留させて超音波チップ（AMファイル#15をペリオモードで使用）で除去します。ただし、水酸化カルシウム製剤に油性または水溶性の溶媒が使用されている場合、除去は困難です。

Q13　開口が困難な患者さんへのアプローチ法を教えてください

 可能な範囲で開口してもらい、開口器を用いて治療します。ただし、術者の指が入らないようであれば治療不可能です。

Q14　パーフォレーションの修復にMTAセメント（ケイ酸カルシウム系セメント）*以外に何か良い材料はありますか？　　*目的外使用

 Super EBA®セメント（強化型酸化亜鉛ユージノールセメント、Bosworth／茂久田商会）を使用します（70〜72頁参照）。

Q15 グライドパス（根尖孔までの侵入経路の形成）の効率的な方法を教えてください

A 手用ファイルの場合は、Cプラスファイルの#6〜#10を使用します。機器を利用する場合は、トライオートZX2（モリタ）にスーパーファイル（ステンレススチール製のコントラ用ファイル、マニー）#10または#15を装着して行います。

Q16 再根管治療で瘻孔（サイナストラクト）が消えず穿通もできない場合、今後の方針としてどのようにすればよいですか？

A まず瘻孔の原因を考えます。無菌的に治療しているにもかかわらず消失しなければ、クラックもしくは根尖孔外感染（バイオフィルムの形成）を疑います。このような場合は、外科的にクラックの有無の確認または外科的歯内療法で対応します。

Q17 症状によって根管貼薬剤の使い分けは必要でしょうか？

A 症状による根管貼薬剤の使い分けはしません。貼薬剤は水酸化カルシウムのみを使用します。

Q18 排膿や自発痛が強い場合に根管開放を行ってもよいのでしょうか？

A 基本的に開放を行うと、さらなる混合感染を引き起こしかねませんので、可能な限り慎むべきです。しかし、急患対応や翌日が休診日であれば、やむをえず開放にすることも考えられます。このような場合は、患者さんに必ず翌週の早い段階で再度来院してもらい、仮封ができるように時間をとって治療を行います。

Q19 根管充填はどのタイミングで行えばよいでしょうか？

A 根管内が十分に乾燥できており、出血が無い状態であること、また若干の違和感程度であれば、根管充填をしても構いません。その段階までで、十分な根管形成・根管洗浄・根管貼薬が達成できていれば、根管充填を行っても問題はありません。

Q20 根管充填の方法により成功率に差はあるのでしょうか？

A 差はありません。

Q21　根管洗浄には何を使えばよいでしょうか？

A　次亜塩素酸ナトリウム溶液（ヒポクロ）とEDTAを使用します（40頁参照）。けっして水道水や滅菌水だけで根管洗浄しないようにしてください。根管内の細菌の除去および減少には貢献しません。

Q22　歯質の厚みがどの程度までならば保存可能でしょうか？

A　レストラビリティ（修復可能な歯質が残っていること）と言いますが、できればフェルール（歯冠補綴物のフィニッシュラインから歯冠側寄りの残存歯質を抱え込む部分）が1.5mm以上残っており、全周の歯質が歯髄腔容積の2〜3倍残っているのが理想的です。しかしそのような症例ばかりではありませんので、最終的には患者さんと術者で判断するほかありません。少なくとも全周で健全歯質が1mm以上残っていないと修復処置はできません。

Q23　根管治療中に咬頭は削合すべきでしょうか？

A　症状が強い場合には削合してもよいと考えます。

Q24　ポストコアはどの程度までであれば除去が可能ですか？

A　根管の半分までであれば除去可能と考えます。

Q25　エンド・ペリオ病変の治療方針はどのように考えればよいでしょうか？

A　まず根管治療を行い2〜3か月間治癒を待ち、その後ペリオの治療を開始します。絶対に同時にペリオの治療は行わないでください。これは治癒の潜在能力が残っている歯根膜にダメージを与えないためです。

Q26 術後疼痛が強い場合はどのように対応すればよいですか？

根管治療後2〜3日間は不快症状がつきものです（フレアーアップ）。通常は鎮痛薬の服用と安静にすることで消失します。根尖部をいたずらに大きく拡大したり、根尖部穿通を繰り返すと、根尖周囲組織に外傷性神経腫を形成する可能性があり、注意が必要です。外傷性神経腫が生じると、根管治療では問題解決できなくなります（麻酔科の顎顔面痛外来か専門医院への紹介が必要）。もし術後疼痛がおさまらない場合は、一人で問題を抱え込まず専門医の意見を求めることをお薦めします。

Q27 根管洗浄中に痛みが出た場合はどのように対応すべきでしょうか？

次亜塩素酸ナトリウム溶液（ヒポクロ）による細胞傷害を受けた皮下出血の場合は、痛みをともなうことがあります（ヒポクロアクシデント）。通常、鎮痛薬の投与のみで正常な状態になるのを待ちますが、重篤な炎症が生じた場合は抗菌薬の投与が必要となる場合もあります（40、41頁参照）。

Q28 根管充填後に疼痛が生じた場合はどのように対応すべきでしょうか？

シーラーの微小な根尖部からの溢出による刺激が疑われます。しかし、一過性の可逆的変化と考えられるので、多くの場合は7日以内に消失することが多く、まずは経過観察をしてください。

Q29 根管内にクラックを認めた場合はどのように対応すべきでしょうか？

歯冠側から根尖まで達したクラックの場合は保存不可能です。一部分のみのクラックの場合は、スーパーボンド®（サンメディカル）での接着またはMTAセメント（目的外使用）での封鎖により対応可能です。

Q30 破折歯への対応はどのように考えればよいでしょうか？

完全破折の場合は抜歯です。なお口腔外で接着する方法もありますが、予後は確立しておらず、筆者はお薦めしません。

参考文献

【引用文献】

1. Cragg TK. The use of rubber dam in endodontics. Journal of Canadian Dental Association 1972；38：376-377.

2. Van Nieuwenhuysen JP, Aouar M, D'Hoore W. Retreatment or radiographic monitoring in endodontics. Int Endod J 1994；27(2)：75-81.

3. Goldfein J, Speirs C, Finkelman M, Amato R. Rubber dam use during post placement influences the success of root canal-treated teeth. J Endod 2013；39(12)：1481-1484.

4. Lin PY, Huang SH, Chang HJ, Chi LY. The Effect of Rubber Dam Usage on the Survival Rate of Teeth Receiving Initial Root Canal Treatment：A Nationwide Population-based Study. J Endod 2014；40(11)：1733-1737.

5. Ahmad IA. Rubber dam usage for endodontic treatment：a review. Int Endod J 2009；42(11)：963-972.

6. Nelson RT. A rubber dam survey. Journal of the Hawaii. Dental Association 1979；10：10.

7. Jones CM, Reid JS. Patient and operator attitudes to rubber dam. Journal of Dentistry for Children 1988；55：452-454.

8. Gergely EJ. Rubber dam acceptance. British Dental Journal 1989；167：249-252.

9. Stewardson DA, McHugh ES. Patients' attitudes to rubber dam. Int Endod J 2002；35：812-819.

10. Filipovic J, Jukic S, Miletic I, Pavelic B, Malčˇic A, Anic I. Patient's attitude to rubber dam use. Acta Stomatologica Croatica 2004；38：319-322.

11. Gorduysus M. Rubber Dam'in Hastalar Tarafından Kabul Edilebilirlig i Uzerine Bir Degerlendirme Calısması. Hacettepe Dishekimligi Fakultesi Dergisi 2006；30：8-12.

12. Möller AJ. Microbiological examination of root canals and periapical tissues of human teeth. Methodological studies. Odontol Tidskr 1966；74(5)：Suppl：1-380.

13. Ng YL, Spratt D, Sriskantharajah S, Gulabivala K. Evaluation of protocols for field decontamination before bacterial sampling of root canals for contemporary microbiology techniques. J Endod. 2003；29(5)：317-320.

14. Kartal N, Yanikoglu FC. Root canal morphology of mandibular incisors. J Endod 1992；18：562-564.

15. Ahmad IA, Alenezi MA. Root and root canal morphology of maxillary first premolars：A literature review and clinical considerations. J Endod 2016；42(6)：861-872.

16. Cleghorn BM, Christie WH, Dong CC. The root and root canal morphology of the human mandibular second premolar：a literature review. J Endod 2007；33(9)：1031-1037.

17. Stropko JJ. Canal morphology of maxillary molars：clinical observations of canal configurations. J Endod 1999；25(6)：446-450.

18. Görduysus MO, Görduysus M, Friedman S. Operating microscope improves negotiation of second mesiobuccal canals in maxillary molars. J Endod 2001；27(11)：683-686.

19. Peikoff MD, Christie WH, Fogel HM. The maxillary second molar：variations in the number of roots and canals. Int Endod J 1996；29(6)：365-369.

20. Kim Y, Lee SJ, Woo J. Morphology of maxillary first and second molars analyzed by cone-beam computed tomography in a korean population：variations in the number of roots and canals and the incidence of fusion. J Endod 2012；38(8)：1063-1068.

21. de Pablo OV, Estevez R, Péix Sánchez M, Heilborn C, Cohenca N. Root anatomy and canal configuration of the permanent mandibular first molar：a systematic review. J Endod 2010；36(12)：1919-1931.

22. Nosrat A, Deschenes RJ, Tordik PA, Hicks ML, Fouad AF. Middle mesial canals in mandibular molars：incidence and related factors. J Endod 2015；41(1)：28-32.

23. Hsu Y, Kim S. The resected root surface：the issue of canal isthmuses. Dent Clin N Am 1997；3：529-540.

24. Min Y, Fan B, Cheung GS, Gutmann JL, Fan M. C-shaped canal system in mandibular second molars Part III：The morphology of the pulp chamber floor. J Endod 2006；32(12)：1155-1159.

25. Fan B, Cheung GS, Fan M, Gutmann JL, Fan W. C-shaped canal system in mandibular second molars：Part II -Radiographic features. J Endod 2004；30(12)：904-908.

26. Peng L, Ye L, Tan H, Zhou X. Outcome of root canal obturation by warm gutta-percha versus cold lateral condensation：a meta-analysis. J Endod 2007；33(2)：106-109.

27. Eriksson AR, Albrektsson T. Temperature threshold levels for heat-induced bone tissue injury：a vital-microscopic study in the rabbit. J Prosthet Dent 1983；50(1)：101-107.

【フレアーアップに関する文献】

28. Walton RE. Interappointment flare-ups：incidence, related factors, prevention, and management. Endodontic Topics 2002；3：67-76.

29. Ehrmann EH, Messer HH, Clark RM. Flare-ups in endodontics and their relationship to various medicaments. Aust Endod J 2007；33(3)：119-130.

【コロナルリーケージに関する文献】

30. Swanson K, Madison S. An evaluation of coronal microleakage in endodontically treated teeth. Part I. Time periods. J Endod 1987；13(2)：56-59.

31. Tronstad L, Asbjørnsen K, Døving L, Pedersen I, Eriksen HM. Influence of coronal restorations on the periapical health of endodontically treated teeth. Endod Dent Traumatol 2000；16(5)：218-221.

32. Ray HA, Trope M. Periapical status of endodontically treated teeth in relation to the technical quality of the root filling and the coronal restoration. Int Endod J 1995；28(1)：12-18.

33. Khayat A, Lee SJ, Torabinejad M. Human saliva penetration of coronally unsealed obturated root canals. J Endod 1993；19(9)：458-461.

【歯髄診断に関する文献】

34. Selzter S, Bender IB, Ziontz M. The dynamics of pulp inflammation：correlations between diagnostic data and actual histologic findings in the pulp. Oral Surg Oral Med Oral Pathol 1963；16：969-977, 846-871.

【根未完成歯に関する文献】

35. Trope M. Regenerative potential of dental pulp. J Endod 2008；34(7 Suppl)：S13-17.

【歯髄保存療法に関する文献】

36. Reeves R, Stanley HR. The relationship of bacterial penetration and pulpal pathosis in carious teeth. Oral Surg Oral Med Oral Pathol 1966；22(1)：59-65.

37. Cox CF, Keall CL, Keall HJ, Ostro E, Bergenholtz G. Biocompatibility of surface-sealed dental materials against exposed pulps. J Prosthet Dent 1987；57(1)：1-8.

38. Horsted-Bindslev P, Lovschall H , Treatment outcome of vital pulp treatment. Endodontic Topics 2002；2(1)：24-34.

39. 下野正基, 井上 孝. 接着性レジンに対する歯髄の反応. In：下野正基, 飯島国好 編. 治癒の病理 臨床編 第1巻. 東京：医歯薬出版, 1993：195-212.

40. Aguilar P, Linsuwanont P. Vital pulp therapy in vital permanent teeth with cariously exposed pulp：a systematic review. J Endod 2011；37(5)：581-587.

41. Barthel CR, Rosenkranz B, Leuenberg A, Roulet JF. Pulp capping of carious exposures：treatment outcome after 5 and 10 years：a retrospective study. J Endod 2000；26(9)：525-528.

42. Horsted P, Sandergaard B, Thylstrup A, El Attar K, Fejerskov O. A retrospective study of direct pulp capping with calcium hydroxide compounds. Endod Dent Traumatol. 1985；1(1)：29-34.

43. Matsuo T, Nakanishi T, Shimizu H, Ebisu S. A clinical study of direct pulp capping applied to carious-exposed pulps. J Endod 1996 ; 22(10) : 551-556.

【根管解剖学に関する文献】

44. Weine FS. Endodontic Therapy, 5th ed. St Louis : Mosby-Yearbook Inc., 1996 : 243.

45. Vertucci FJ, Seelig A, Gillis R. Root canal morphology of the human maxillary second premolar. Oral Surg Oral Med Oral Pathol Oral Radiol Endod 1974 ; 38 : 456-464.

46. Kulild JC, Peters DD. Incidence and configuration of canal systems in the mesiobuccal root of maxillary first and second molars. J Endod 1990 ; 16(7) : 311-317.

47. Cleghorn BM, Christie WH, Dong CC. Root and root canal morphology of the human permanent maxillary first molar : a literature review. J Endod 2006 ; 32(9) : 813-821.

48. Libfeld H, Rotstein I. Incidence of four-rooted maxillary second molars : literature review and radiographic survey of 1,200 teeth. J Endod 1989 ; 15(3) : 129-131.

49. Pomeranz HH, Eidelman DL, Goldberg MG. Treatment considerations of the middle mesial canal of mandibular first and second molars. J Endod 1981 ; 7(12) : 565-568.

50. von Arx T. Frequency and type of canal isthmuses in first molars detected by endoscopic inspection during periradicular surgery. Int Endod J 2005 ; 38(3) : 160-168.

51. Deutsch AS, Musikant BL. Morphological measurements of anatomic landmarks in human maxillary and mandibular molar pulp chambers. J Endod 2004 ; 30(6) : 388-390.

【根管形成に関する文献】

52. Ounsi HF, Naaman A. In vitro evaluation of the reliability of the Root ZX electronic apex locator. Int Endod J 1999 ; 32(2) : 120-123.

53. Fava LR. The double-flared technique : an alternative for biomechanical preparation. J Endod 1983 ; 9(2) : 76-80.

54. Bonaccorso A, Cantatore G, Condorelli GG, Schäfer E, Tripi TR. Shaping ability of four nickel-titanium rotary instruments in simulated S-shaped canals. J Endod 2009 ; 35(6) : 883-886.

55. Torabinejad M. Passive step-back technique. Oral Surg Oral Med Oral Pathol 1994 ; 77(4) : 398-401.

56. Kuttler Y. Microscopic investigation of root apexes. J Am Dent Assoc 1955 ; 50(5) : 544-552.

57. Peters OA, Peters CI, Schönenberger K, Barbakow F. ProTaper rotary root canal preparation : effects of canal anatomy on final shape analysed by micro CT. Int Endod J 2003 ; 36(2) : 86-92.

58. Peters OA, Schönenberger K, Laib A. Effects of four Ni-Ti preparation techniques on root canal geometry assessed by micro computed tomography. Int Endod J 2001 ; 34(3) : 221-230.

59. Peters OA, Laib A, Göhring TN, Barbakow F. Changes in root canal geometry after preparation assessed by high-resolution computed tomography. J Endod 2001 ; 27(1) : 1-6.

60. Jou YT, Karabucak B, Levin J, Liu D. Endodontic working width : current concept and techniques. Dent Clin North Am 2004 ; 48(1) : 323-335.

【偶発症への対応に関する文献】

61. Mente J, Hage N, Pfefferle T, Koch MJ, Geletneky B, Dreyhaupt J, Martin N, Staehle HJ. Treatment outcome of mineral trioxide aggregate : repair of root perforations. J Endod 2010 ; 36(2) : 208-213.

62. Greene KJ, Krell KV. Clinical factors associated with ledged canals in maxillary and mandibular molars. Oral Surg Oral Med Oral Pathol 1990 ; 70 : 490-497.

63. Nagy CD, Bartha K, Bernath M, Verdes E, Szabó J. The effect of root canal morphology on canal shape following instrumentation using different techniques. Int Endod J 1997 ; 30 : 133-140.

64. Kapalas A, Lambrianidis T. Factors associated with root canal ledging during instrumentation. Endod Dent Traumatol 2000 ; 16 : 229-231.

65. Namazikhah MS, Mokhlis HR, Alasmakh K. Comparison between a hand stainless-steel K file and a rotary NiTi 0.04 taper. J Calif Dent Assoc 2000 ; 28 : 421-426.

66. Ushikubo T. A case report : Root canal treatment with ledged canal in maxillary molar. The Journal of Japan Endodontic Association 2014 ; 35(3) : 138-144.

67. Alapati SB, Brantley WA, Svec TA, Powers JM, Nusstein JM, Daehn GS. SEM observations of nickel-titanium rotary endodontic instruments that fractured during clinical Use. J Endod 2005 ; 31(1) : 40-43.

68. Patiño PV, Biedma BM, Liébana CR, Cantatore G, Bahillo JG. The influence of a manual glide path on the separation rate of NiTi rotary instruments. J Endod 2005 ; 31(2) : 114-116.

69. Spili P, Parashos P, Messer HH. The impact of instrument fracture on outcome of endodontic treatment. J Endod 2005 ; 31(12) : 845-850.

70. Ruddle CJ. Nonsurgical retreatment. J Endod 2004 ; 30(12) : 827-845.

【根管洗浄に関する文献】

71. Shuping GB, Orstavik D, Sigurdsson A, Trope M. Reduction of intracanal bacteria using nickel-titanium rotary instrumentation and various medications. J Endod 2000 ; 26(12) : 751-755.

72. Bystrom A, Sundqvist G. The antibacterial action of sodium hypochlorite and EDTA in 60 cases of endodontic therapy. Int Endod J 1985 ; 18(1) : 35-40.

73. Hand RE, Smith ML, Harrison JW. Analysis of the effect of dilution on the necrotic tissue dissolution property of sodium hypochlorite. J Endod 1978 ; 4(2) : 60-64.

74. Abou-Rass M, Oglesby SW. The effects of temperature, concentration, and tissue type on the solvent ability of sodium hypochlorite. J Endod 1981 ; 7(8) : 376-377.

75. Thé SD, Maltha JC, Plasschaert AJ.Reactions of guinea pig subcutaneous connective tissue following exposure to sodium hypochlorite. Oral Surg Oral Med Oral Pathol 1980 ; 49(5) : 460-466.

76. Spangberg L, Engström B, Langeland K. Biologic effects of dental materials. 3. Toxicity and antimicrobial effect of endodontic antiseptics in vitro. Oral Surg Oral Med Oral Pathol 1973 ; 36(6) : 856-871.

77. Dutner J, Mines P, Anderson A. Irrigation trends among American Association of Endodontists members : a web-based survey. J Endod 2012 ; 38(1) : 37-40.

78. Serper A, Calt S. The demineralizing effects of EDTA at different concentrations and pH. J Endod 2002 ; 28(7) : 501-502.

79. Calt S, Serper A. Time-dependent effects of EDTA on dentin structures. J Endod 2002 ; 28(1) : 17-19.

80. Schwartz RS. Adhesive dentistry and endodontics. Part 2 : bonding in the root canal system-the promise and the problems : a review. J Endod 2006 ; 32(12) : 1125-1134.

81. Baca P, Junco P, Arias-Moliz MT, González-Rodríguez MP, Ferrer-Luque CM. Residual and antimicrobial activity of final irrigation protocols on Enterococcus faecalis biofilm in dentin. J Endod 2011 ; 37 (3) : 363-366.

82. White RR, Hays GL, Janer LR. Residual antimicrobial activity after canal irrigation with chlorhexidine. J Endod 1997 ; 23(4) : 229-231.

83. Dametto FR, Ferraz CC, Gomes BP, Zaia AA, Teixeira FB, de Souza-Filho FJ. In vitro assessment of the immediate and prolonged antimicrobial action of chlorhexidine gel as an endodontic irrigant against Enterococcus faecalis. Oral Surg Oral Med Oral Pathol Oral Radiol Endod 2005 ; 99(6) : 768-772.

84. Basrani B, Lemonie C. Chlorhexidine gluconate. Aust Endod J 2005 ; 31(2) : 48-52.

85. Naenni N, Thoma K, Zehnder M. Soft tissue dissolution capacity of currently used and potential endodontic irrigants. J Endod 2004 ; 30 (11) : 785-787.

86. Jeansonne MJ, White RR. A comparison of 2.0% chlorhexidine gluconate and 5.25% sodium hypochlorite as antimicrobial endodontic irrigants. J Endod 1994 ; 20(6) : 276-278.

87. Siqueira JF Jr, Batista MM, Fraga RC, de Uzeda M. Antibacterial effects of endodontic irrigants on black-pigmented gram-negative anaerobes and facultative bacteria. J Endod 1998 ; 24(6) : 414-416.

88. Ercan E, Ozekinci T, Atakul F, Gül K. Antibacterial activity of 2% chlorhexidine gluconate and 5.25% sodium hypochlorite in infected root canal : in vivo study. J Endod 2004 ; 30(2) : 84-87.

89. Abdullah M, Ng YL, Gulabivala K, Moles DR, Spratt DA. Susceptibilities of two Enterococcus faecalis phenotypes to root canal medications. J Endod 2005 ; 31(1) : 30-36.

90. Arias-Moliz MT, Ferrer-Luque CM, Espigares-García M, Baca P. Enterococcus faecalis biofilms eradication by root canal irrigants. J Endod 2009；35(5)：711-714.

91. Krishnamurthy S, Sudhakaran S. Evaluation and prevention of the precipitate formed on interaction between sodium hypochlorite and chlorhexidine. J Endod 2010；36(7)：1154-1157.

92. Abbott PV, Heijkoop PS, Cardaci SC, Hume WR, Heithersay GS. An SEM study of the effects of different irrigation sequences and ultra-sonics. Int Endod J 1991；24(6)：308-316.

93. Soares JA, Roque de Carvalho MA, Cunha Santos SM, Mendonça RM, Ribeiro-Sobrinho AP, Brito-Júnior M, Magalhães PP, Santos MH, de Macêdo Farias L. Effectiveness of chemomechanical prepa-ration with alternating use of sodium hypochlorite and EDTA in eliminating intracanal Enterococcus faecalis biofilm. J Endod 2010；36(5)：894-898.

94. Baumgartner JC, Ibay AC. The chemical reactions of irrigants used for root canal debridement. J Endod 1987；13(2)：47-51.

95. Boutsioukis C, Lambrianidis T, Verhaagen B, Versluis M, Kastrinakis E, Wesselink PR, van der Sluis LW. The effect of needle-insertion depth on the irrigant flow in the root canal：evaluation using an un-steady computational fluid dynamics model. J Endod 2010；36(10)：1664-1668.

96. Vera J, Arias A, Romero M. Dynamic movement of intracanal gas bubbles during cleaning and shaping procedures：the effect of main-taining apical patency on their presence in the middle and cervical thirds of human root canals-an in vivo study. J Endod 2012；38(2)：200-203.

97. Jiang LM, Verhaagen B, Versluis M, van der Sluis LW. Evaluation of a sonic device designed to activate irrigant in the root canal. J En-dod 2010；36(1)：143-146.

98. van der Sluis LW, Versluis M, Wu MK, Wesselink PR. Passive ul-trasonic irrigation of the root canal：a review of the literature. Int Endod J 2007；40(6)：415-426.

99. Gutarts R, Nusstein J, Reader A, Beck M. In vivo debridement effi-cacy of ultrasonic irrigation following hand-rotary instrumentation in human mandibular molars. J Endod 2005；31(3)：166-170.

100. Matsumoto H, Yoshimine Y, Akamine A. Visualization of irrigant flow and cavitation induced by Er:YAG laser within a root canal model. J Endod 2011；37(6)：839-843.

101. Huang TY, Gulabivala K, Ng YL. A bio-molecular film ex-vivo model to evaluate the influence of canal dimensions and irrigation variables on the efficacy of irrigation. Int Endod J 2008；41(1)：60-71.

102. Schoeffel GJ. The EndoVac method of endodontic irrigation, Part 3：System components and their interaction. Dent Today 2008；27(8)：106, 108-111.

103. de Gregorio C, Estevez R, Cisneros R, Paranjpe A, Cohenca N. Ef-ficacy of different irrigation and activation systems on the penetra-tion of sodium hypochlorite into simulated lateral canals and up to working length：an in vitro study. J Endod 2010；36(7)：1216-1221.

104. Hülsmann M, Hahn W. Complications during root canal irrigation -literature review and case reports. Int Endod J 2000；33(3)：186-193.

【根管貼薬に関する文献】

105. Orstavik D, Kerekes K, Molven O. Effects of extensive apical ream-ing and calcium hydroxide dressing on bacterial infection during treatment of apical periodontitis：a pilot study. Int Endod J 1991；24(1)：1-7.

106. Kvist T, Molander A, Dahlén G, Reit C. Microbiological evaluation of one- and two-visit endodontic treatment of teeth with apical periodontitis：a randomized, clinical trial. J Endod 2004；30(8)：572-576.

107. Trope M, Delano EO, Orstavik D. Endodontic treatment of teeth with apical periodontitis：single vs. multivisit treatment. J Endod 1999；25(5)：345-350.

108. Katebzadeh N, Sigurdsson A, Trope M. Radiographic evaluation of periapical healing after obturation of infected root canals：an in vivo study. Int Endod J 2000；33(1)：60-66.

109. Katebzadeh N, Hupp J, Trope M. Histological periapical repair after obturation of infected root canals in dogs. J Endod 1999；25(5)：364-368.

110. Tanomaru Filho M, Leonardo MR, da Silva LA. Effect of irrigating solution and calcium hydroxide root canal dressing on the repair of apical and periapical tissues of teeth with periapical lesion. J Endod 2002；28(4)：295-299.

111. Trope M. Flare-up rate of single-visit endodontics. Int Endod J 1991；24(1)：24-26.

112. Imura N, Zuolo ML. Factors associated with endodontic flare-ups：a prospective study. Int Endod J 1995；28(5)：261-265.

113. Bystrom A, Claesson R, Sundqvist G. The antibacterial effect of camphorated paramonochlorophenol, camphorated phenol and calcium hydroxide in the treatment of infected root canals. Endod Dent Traumatol 1985；1(5)：170-175.

114. Haapasalo M, Orstavik D. In vitro infection and disinfection of den-tinal tubules. J Dent Res 1987；66(8)：1375-1379.

115. Orstavik D, Haapasalo M. Disinfection by endodontic irrigants and dressings of experimentally infected dentinal tubules. Endod Dent Traumatol 1990；6(4)：142-149.

116. Waltimo TM, Sirén EK, Orstavik D, Haapasalo MP. Susceptibility of oral Candida species to calcium hydroxide in vitro. Int Endod J 1999；32(2)：94-98.

117. Fager FK, Messer HH. Systemic distribution of camphorated mono-chlorophenol from cotton pellets sealed in pulp chambers. J Endod 1986；12(6)：225-230.

118. Lewis BB, Chestner SB. Formaldehyde in dentistry：a review of mutagenic and carcinogenic potential. J Am Dent Assoc 1981；103(3)：429-434.

119. Haïkel Y, Braun JJ, Zana H, Boukari A, de Blay F, Pauli G. Ana-phylactic shock during endodontic treatment due to allergy to form-aldehyde in a root canal sealant. J Endod 2000；26(9)：529-531.

120. Ketley CE, Goodman JR. Formocresol toxicity：is there a suitable alternative for pulpotomy of primary molars? Int J Paediatr Dent 1991；1(2)：67-72.

121. Hughes DE, Wright KR, Uy HL, Sasaki A, Yoneda T, Roodman GD, Mundy GR, Boyce BF. Bisphosphonates promote apoptosis in murine osteoclasts in vitro and in vivo. J Bone Miner Res 1995；10(10)：1478-1487.

122. Nusstein JM, Reader A, Beck M. Effect of drainage upon access on postoperative endodontic pain and swelling in symptomatic necrotic teeth. J Endod 2002；28(8)：584-588.

123. Breivik EK, Barkvoll P, Skovlund E. Combining diclofenac with acetaminophen or acetaminophen-codeine after oral surgery：a randomized, double-blind single-dose study. Clin Pharmacol Ther 1999；66(6)：625-635.

124. Hermann BW. Calciumhydroxid als mittel zum behandeln und fül-len von zahnwurzelkanälen. Würzburg, Med. Diss, 1920.

125. Frank AL. Therapy for the divergent pulpless tooth by continued apical formation. J Am Dent Assoc 1966；72(1)：87-93.

126. Siqueira JF Jr, Lopes HP. Mechanisms of antimicrobial activity of calcium hydroxide：a critical review. Int Endod J 1999；32(5)：361-369.

127. Andersen M, Lund A, Andreasen JO, Andreasen FM. In vitro solu-bility of human pulp tissue in calcium hydroxide and sodium hypo-chlorite. Endod Dent Traumatol 1992；8(3)：104-108.

128. Blanscet ML, Tordik PA, Goodell GG. An agar diffusion comparison of the antimicrobial effect of calcium hydroxide at five different concentrations with three different vehicles. J Endod 2008；34(10)：1246-1248.

129. Torres CP, Apicella MJ, Yancich PP, Parker MH. Intracanal place-ment of calcium hydroxide：a comparison of techniques, revisited. J Endod 2004；30(4)：225-227.

130. 中牟田博敬, 大城尚子, 村上信成, 赤峰昭文. 試作水酸化カルシウム製材の臨床応用. 日歯保存誌 1996；39：170.

131. Sjögren U, Figdor D, Spångberg L, Sundqvist G. The antimicrobial effect of calcium hydroxide as a short-term intracanal dressing. Int Endod J 1991；24(3)：119-125.

132. Andreasen JO, Farik B, Munksgaard EC. Long-term calcium hy-droxide as a root canal dressing may increase risk of root fracture. Dent Traumatol 2002；18(3)：134-137.

133. Sahebi S, Moazami F, Abbott P. The effects of short-term calcium hydroxide application on the strength of dentine. Dent Traumatol 2010；26(1)：43-46.

134. Margelos J, Eliades G, Verdelis C, Palaghias G. Interaction of cal-cium hydroxide with zinc oxide-eugenol type sealers：a potential clinical problem. J Endod 1997；23(1)：43-48.

【根管充塡に関する文献】

135. Wesselink P. Root filling techniques. In：Bergenholtz G, Hørsted-Bindslev P, Reit C. Textbook of Endodontlogy 2nd ed. Chichester：Wiley-Blackwell, 2010：219-232.

136. Spångberg LS. Contemporary endodontology. Aust Endod J 1998；24(1)：11-17.

137. Magura ME, Kafrawy AH, Brown CE Jr, Newton CW. Human saliva coronal microleakage in obturated root canals：an in vitro study. J Endod 1991；17(7)：324-331.

138. Ricucci D, Siqueira JF Jr. Fate of the tissue in lateral canals and apical ramifications in response to pathologic conditions and treatment procedures. J Endod 2010；36(1)：1-15.

139. Bergenholtz G, Malmcrona E, Milthon R. Endodontic treatment and periapical state. II. Radiologic evaluation of quality of root fillings in relation to frequency of periapical lesions. Tandlakartidningen 1973；65(5)：269-279.

140. Sjogren U, Hagglund B, Sundqvist G, Wing K. Factors affecting the long-term results of endodontic treatment. J Endod 1990；16(10)：498-504.

141. Farzaneh M, Abitbol S, Lawrence HP, Friedman S. Treatment outcome in endodontics：the Toronto Study. Phase II：initial treatment. J Endod 2004；30(5)：302-309.

142. de Chevigny C, Dao TT, Basrani BR, Marquis V, Farzaneh M, Abitbol S, Friedman S. Treatment outcome in endodontics：the Toronto study--phase 4：initial treatment. J Endod 2008；34(3)：258-263.

143. Webber RT. Apexogenesis versus apexification. Dent Clin North Am 1984；28(4)：669-697.

144. Buchanan LS. The continuous wave of obturation technique：'centered' condensation of warm gutta percha in 12 seconds. Dent Today 1996；15(1)：60-62, 64-67.

145. de Deus GA, Martins F, Lima AC, Gurgel-Filho ED, Maniglia CF, Coutinho-Filho T. Analysis of the film thickness of a root canal sealer following three obturation techniques. Pesqui Odontol Bras 2003；17(2)：119-125.

146. Kontakiotis EG, Wu MK, Wesselink PR. Effect of sealer thickness on long-term sealing ability：a 2-year follow-up study. Int Endod J 1997；30(5)：307-312.

147. Pommel L, Camps J. In vitro apical leakage of system B Compared with other filling techniques. J Endod 2001；27(7)：449-451.

148. Alicia Karr N, Baumgartner JC, Marshall JG. A comparison of gutta-percha and Resilon in the obturation of lateral grooves and depressions. J Endod 2007；33(6)：749-752.

149. Lee FS, Van Cura JE, BeGole E. A comparison of root surface temperatures using different obturation heat sources. J Endod 1998；24(9)：617-620.

150. Silver GK, Love RM, Purton DG. Comparison of two vertical condensation obturation techniques：Touch 'n Heat modified and System B. Int Endod J 1999；32(4)：287-295.

151. 勝海一郎．根管充塡を再考する．日歯保存誌 2008；51(6)：587-592.

152. Allison DA, Weber CR, Walton RE. The influence of the method of canal preparation on the quality of apical and coronal obturation. J Endod 1979；5：298-304.

153. Gordon MP, Love RM, Chandler NP. An evaluation of .06 tapered gutta-percha cones for filling of .06 taper prepared curved root canals. Int Endod J 2005；38(2)：87-96.

索 引

あ

Apex(根尖端)	26, 28
RC-Prep®	26, 66, 77
アクセサリーポイント	47, 48, 50, 51
アクセス外形	30, 31, 32, 33, 34, 37
アクセスキャビティー(髄室開口)	26
アジテーション(撹拌)	66
アセトアミノフェン	52
圧痛	19
圧迫止血	23

い

EDTA(エチレンジアミン四酢酸)	40, 66, 84
EPT(電気的歯髄診断)	19
維持溝	55
イスムス	27, 37
意図的再植	70, 78
イリセーフ	42
インダイレクトパルプキャッピング	23

う

ウイングレスクランプ	12
ウェッジ	14
ウォッチワインディングモーション	26, 77
う蝕検知液(カリエスディテクター)	22

え

AMファイル	27, 42, 62, 65
MB1(近心頬側第1根管)	34
MB2(近心頬側第2根管)	34, 80
エアーブロー	14
エチレンジアミン四酢酸(EDTA)	40, 66, 84
エンドキット	16
エンドサクセス	35
エンド・ペリオ病変	84
エンドベンダー	67
エンド用エンジン	17
エンド用バー	16, 17
エンド用表面反射ミラー	16
エンド用ルーラー	16

お

オーバーフィリング(過剰根管充填)	49
温熱診(Hot)	19

か

カーバイドバー	57, 58
下顎前歯部の唇舌的2根管	31
可逆性歯髄炎	19, 22
拡大号数の目安	82

か (2)

隔壁形成	14, 80
過酸化水素水	23
ガッタパーチャ除去	62, 64, 81
ガッタパーチャポイント	46
ガッタパーチャ溶解剤	62
ガッタパーチャリムーバー	16, 62, 65
仮封材	17, 80
カリエスチェック	22
カロナール®	52
間接覆髄	22, 23

き

キャナルス®	47
キャビテーション効果	73
キャビトン	14, 17, 18
矯正的挺出	70

く

グライドパス	83
クラウン除去	54
グラスアイオノマー系シーラー	46
グラスアイオノマーセメント	23
クラック	20, 57, 85
クランプ	12, 16, 17
クランプフォーセップス	12, 15, 16
グルーブ	55

け

Kファイル	17, 28, 66, 67
ケイ酸カルシウム系シーラー (MTAシーラー)	46
ゲーツグリテンバー	72
外科的修復法	70

こ

Cold(冷水診)	19
コアマテリアル	46
コア用レジン	14
咬頭削合	84
骨硬化像	22
コロナルリーケージ	11, 46, 52
根管開放	83
根管拡大補助剤	26
根管形成	25, 26
根管充填材	46
根管充填前のファイナルリンス	40
根管充填用ピンセット	16
根管洗浄	40, 42, 84
根管貼薬剤	17, 41, 83
根尖性歯周炎(Per)	19, 20, 52
根尖破壊	81

さ

最終拡大号数	82
サイナストラクト(瘻孔)	33, 83
作業長	29, 50
作業長決定(電気的根管長測定)	26
酸化亜鉛ユージノール系シーラー	46
酸化亜鉛ユージノールセメント	71
残髄炎	81

し

Cプラスファイル	17, 66, 77
GTファイル	66, 67
次亜塩素酸ナトリウム溶液(ヒポクロ)	23, 40, 42, 70, 77, 84
シーラー	17, 46, 50
シーラーの除去	81
歯質の厚み	84
歯髄壊死	19, 33
歯髄炎(Pul)	19, 52
歯髄保存	22
歯内歯	30
自発痛	19, 83
術後疼痛	85
上顎大臼歯の探索手順	35
触診(Pal)	19, 20
シリコーン系シーラー	46
シリンジ	40
シングルファイルシステム	17
滲出液	20
湿潤状態	73, 74

す

Super EBA®セメント	71, 82
水硬性セメント	14, 17, 18, 41, 43, 71
水酸化カルシウム	17, 23, 41, 42, 48, 70
水酸化カルシウム系シーラー	46
水酸化カルシウム製剤の除去	82
垂直加圧根管充填	47
スクリューポストの除去	61
ステージングプラットフォームテクニック	74
ステップワイズエキスカベーション	23
ステンレススチール製ファイル	17
ストッピング	18
ストレートラインアクセス (エンド三角の除去)	26
スリット(溝)	55

せ

セーフティメモディスク	74
生理食塩液	23

索引

石灰化根管 ·······················80
洗浄 ···························77

そ
即時重合レジン ·················15
側方加圧根管充填 ·······47, 49, 50

た
ダイカル® ·······················23
ダイヤモンドバー ·······15, 56, 58
ダウエルコアの除去 ·············57
打診(Per) ·····················19, 20
ダッペングラス ·············41, 42
探針 ·····················15, 16, 77

ち
着脱用キー ·····················16
中間サイズのファイル ···········26
超音波洗浄(PUI) ············40, 42
超音波チップ
···16, 28, 30, 34, 57, 59, 61, 62, 65, 73, 77
直接覆髄 ·····················22, 23
治療回数 ·······················11

て
デブリス ·······················27
電気式歯髄診断器 ···············18
電気的根管長測定器 ·········17, 26
電気的歯髄診断(EPT) ···········19
デンタルエックス線撮影機器 ·····18

と
樋状根 ·····················33, 37
疼痛 ···························85
ドライ状態 ·····················74
トランスポーテーション ·········30

に
ニードル(洗浄針) ············40, 42
肉芽組織の除去 ·················70
ニッケルチタン製フィンガースプレッダー
·····················48, 50, 51
ニッケルチタン製ロータリーファイル
··············17, 26, 41, 42, 62, 64, 66

ね
ネゴシエーション ··········26, 28, 77

は
Pal(触診) ·····················19, 20
Per(打診) ·····················19, 20

パーフォレーション ·······61, 70, 72
バイオレイス ········26, 27, 28, 62, 64
排膿 ·························20, 83
バイパス形成 ···················67
破折歯 ·························85
破折ファイル ···················73
パッシブステップバック ·········27
バランスドフォーステクニック ·····27

ひ
PUI(超音波洗浄) ············40, 42
ビーク ·························13
ピーソーリーマー ···············72
ヒートプラガー ·······17, 18, 48, 62
非外科的修復法 ·················70
非歯原性疼痛 ···················20
ヒポクロ(次亜塩素酸ナトリウム溶液)
···············23, 40, 42, 70, 77, 84
ヒポクロアクシデント ·······40, 41, 85

ふ
Fanの分類 ·····················37
Pul(歯髄炎) ·················19, 52
ファイバーポストの除去 ·········61
フィンガースプレッダー ·········48
フェノール製剤 ·················41
フェルール ·················57, 84
不可逆性歯髄炎 ·················19
プライマー処理 ·················14
プラガー ·················51, 71
フリンジ ·······················13
フルレングス形成 ··········26, 29
フルレングス用のファイル ····26, 27
フレアーアップ ·················85
フレーム ·················13, 16
プレカーブ ·················66, 67
ブロック ·······················66

へ
Per(根尖性歯周炎) ·········19, 20, 52
ペーパーポイント ···············50
ペッキングモーション ·······64, 67
ヘミセクション(歯根分割) ·······70

ほ
Hot(温熱診) ···················19
ホープライヤー ·················61
ポスト除去用鉗子 ···············57
ボルタレン® ···················52
ホルマリン製剤 ·················41
ボンディング材 ·················14

ま
マイクロスコープ ···········18, 77
マイクロファイル ···········35, 77
マイナスドライバー ·········55, 56
マトリックス ···················14
マルチファイルシステム ·········17
マルテンサイト相 ···············68

め
メインポイント ·········47, 48, 50
メチレンブルー ···········20, 77
滅菌精製水 ·················41, 42
綿球 ·····················23, 48

ゆ
癒合歯 ·················31, 32, 35

よ
ヨード溶液 ·····················15

ら
ラバーシート ···················12
ラバーダム ···········10, 12, 16
ラバーダムパンチャー ···········12

り
リンガルショルダー ·············30

る
ルートアンプテーション(歯根切除)·····70
ルーペ(拡大鏡) ···········18, 77

れ
冷却スプレー ···················18
冷水診(Cold) ···················19
レジン系シーラー ···············46
レッジ ·················66, 67, 80
練成充填器 ·····················16
レンツロ ·······················41

ろ
瘻孔(サイナストラクト) ·······33, 83
ロールワッテ ···················15
ロキソニン® ···················52

わ
Weineの分類 ···············32, 34
割り箸 ·························20

91

【編著者略歴】

牛窪　敏博（うしくぼ　としひろ）

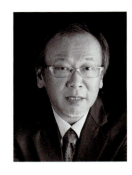

1988年　朝日大学歯学部卒業
1992年　大阪府東大阪市：うしくぼ歯科開業
2008年　ペンシルバニア大学歯内療法学教室
　　　　インターナショナルプログラムエンドドンティックレジデント修了
　　　　大阪府大阪市：歯内療法専門医院U'zデンタルクリニック開設
2011年　東京歯科大学歯科保存学講座（歯内療法）専攻生修了
2015年　日本歯内療法学会指導医取得
　　　　東京歯科大学歯科保存学講座（歯内療法）歯学博士
2016年　東京歯科大学 非常勤講師
現在に至る

＜主な所属学会等＞
日本歯内療法学会(指導医・専門医)／日本歯科保存学会／
日本歯科専門医機構・歯科保存専門医／米国歯内療法学会（AAE）／
日本自家歯牙移植・外傷歯学研究会／国際外傷歯学会

＜主な著書＞
『再根管治療を極める』　クインテッセンス出版　2011年（編著）
『歯内療法 成功への道 根尖病変』　ヒョーロン・パブリッシャーズ　2013年（共著）
『成功に導くエンドの再治療』　医歯薬出版　2014年（著）
『歯内・歯周・補綴治療の臨床判断』　クインテッセンス出版　2014年（共著）
『成功に導くエンドのイニシャルトリートメント』　医歯薬出版　2016年（著）
『歯内療法の迷信と真実』　クインテッセンス出版　2017年（共著）
『検証MTA』　クインテッセンス出版　2018年（共著）
『MTAを用いたエンドの臨床』　医歯薬出版　2018年（編著）
『MB2 上顎大臼歯近心頬側第2根管の歯内療法』　医歯薬出版　2020年（著）

QUINTESSENCE PUBLISHING 日本

保険のエンドを極める
専門医が贈る GPのためのベーシックテクニック
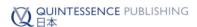

2019年1月10日　第1版第1刷発行
2025年4月20日　第1版第4刷発行

編 著 者　牛窪敏博

発 行 人　北峯康充

発 行 所　クインテッセンス出版株式会社
　　　　　東京都文京区本郷3丁目2番6号　〒113-0033
　　　　　クイントハウスビル　電話(03)5842-2270(代表)
　　　　　　　　　　　　　　　(03)5842-2272(営業部)
　　　　　　　　　　　　　　　(03)5842-2279(編集部)
　　　　　web page address　https://www.quint-j.co.jp

印刷・製本　サン美術印刷株式会社

Printed in Japan　　　　　　　　　　　　　　禁無断転載・複写
ISBN978-4-7812-0674-5　C3047　　　落丁本・乱丁本はお取り替えします
　　　　　　　　　　　　　　　　　　　定価は表紙に表示してあります